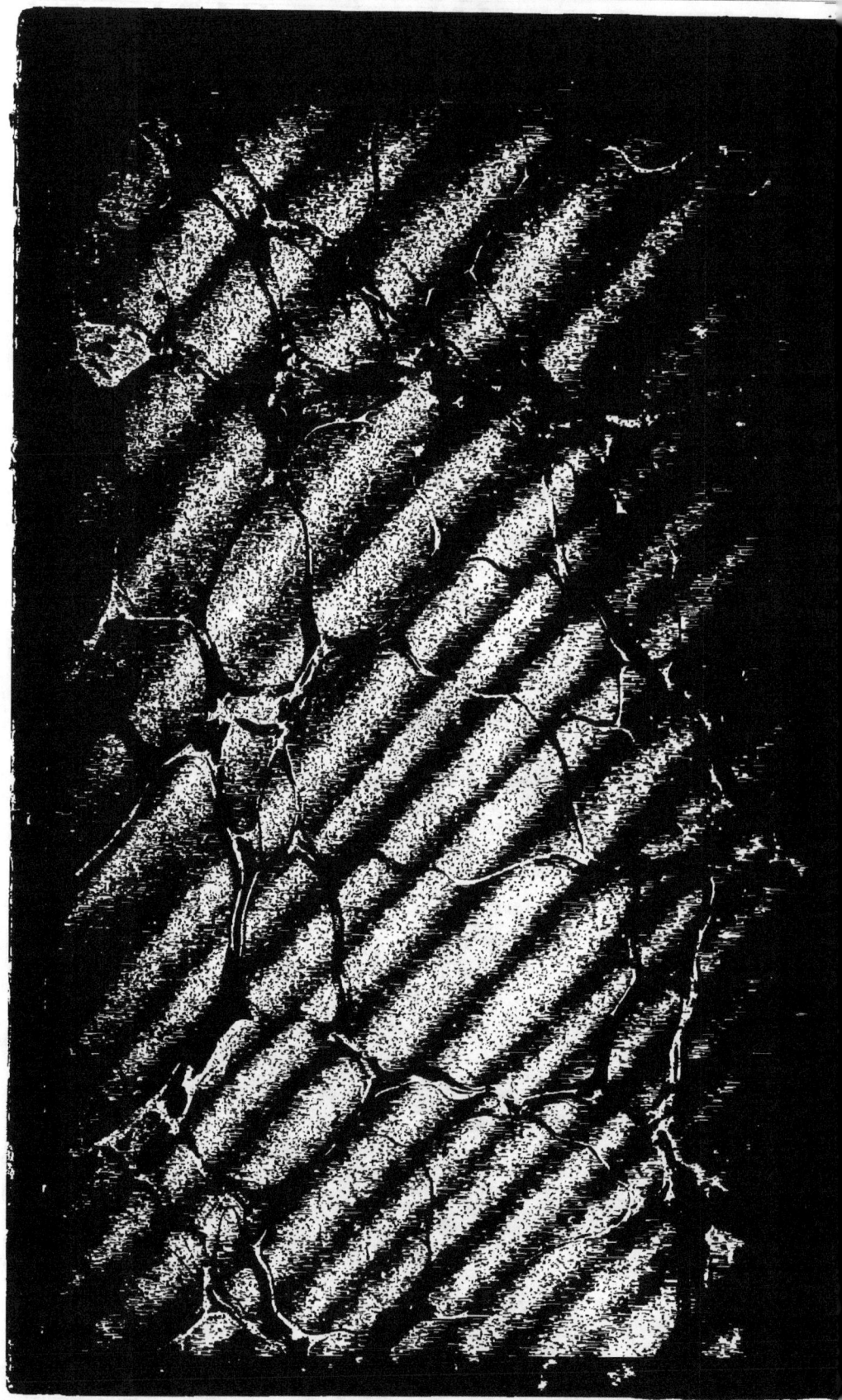

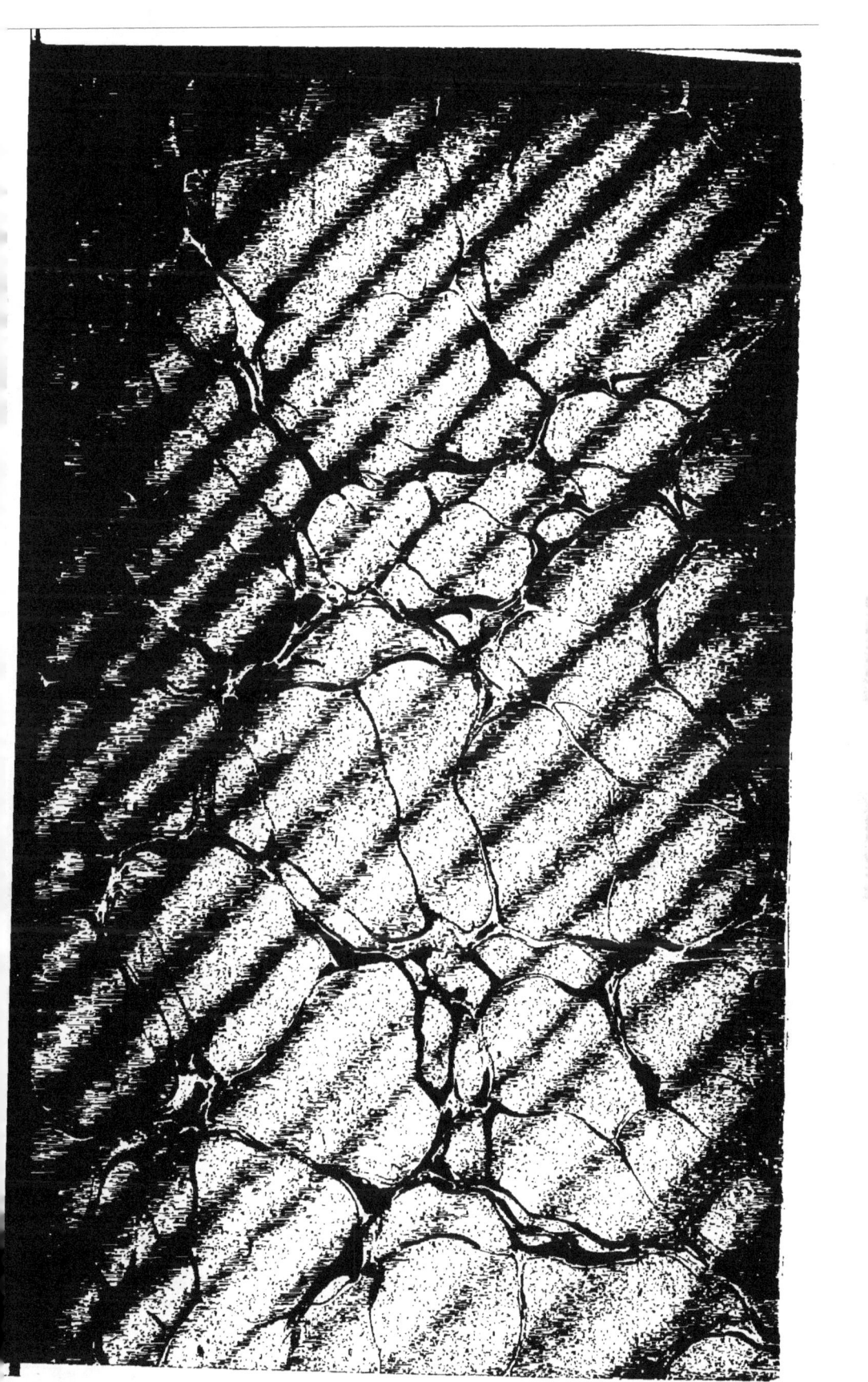

ROBERT CHARLIE

LE POISON 480

ALLEMAND

AVANT-PROPOS

PAR

Edmond LEPELLETIER

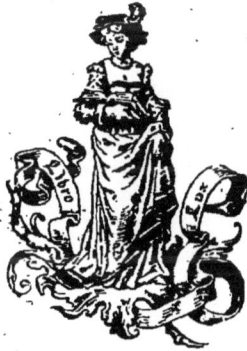

PARIS
NOUVELLE LIBRAIRIE PARISIENNE
ALBERT SAVINE, ÉDITEUR
18, RUE DROUOT, 18

1887

LE POISON ALLEMAND

Envoi franco au reçu du prix en un mandat ou limbres-poste.

FRANÇOIS LOYAL
L'Espionnage allemand en France................ 1 vol.

HENRI CONTI
L'Allemagne intime, 4ᵐᵉ édition................. 1 vol.

KALIXT DE WOLSKI
La Russie juive, 3ᵉ édition..................... 1 vol.

GEORGES MEYNIÉ
L'Algérie juive, 3ᵉ édition .... 1 vol.

LÉON TIKHOMIROV
Conspirateurs et Policiers (Souvenirs d'un proscrit
    russe), 2ᵐᵉ édition........................... 1 vol.

J. H. ROSNY
Le Bilatéral, mœurs révolutionnaires parisiennes,
    2ᵉ édition.................................... 1 vol.

JACINTO VERDAGUER
L'Atlantide, poème traduit du catalan, avec introduction
    sur la Renaissance de la poésie catalane par Albert
    Savine....................................... 1 vol.

CHARLES VIRMAITRE
Paris qui s'efface, 2ᵉ édition.................... 1 vol.
Paris-Escarpe, 2ᵉ édition....................... 1 vol.

V. ALMIRALL
L'Espagne telle qu'elle est......·.............. 1 vol.

IMPRIMERIE ÉMILE COLIN, A SAINT-GERMAIN

ROBERT CHARLIE

LE POISON
ALLEMAND

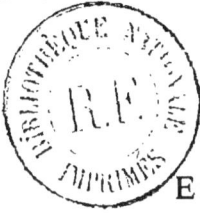

AVANT-PROPOS

PAR

Edmond LEPELLETIER

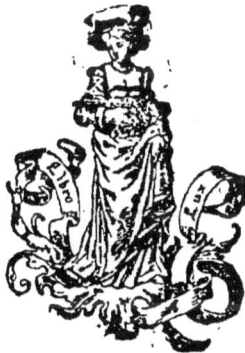

PARIS

NOUVELLE LIBRAIRIE PARISIENNE

ALBERT SAVINE, ÉDITEUR

18, RUE DROUOT, 18

1887

A

M*onsieur* *VALENTIN SIMOND*

DIRECTEUR DU M*ot* d'ordre

Mon cher directeur et ami,

C'est vous qui m'avez autorisé à ouvrir et encouragé à continuer, dans les colonnes du Mot d'Ordre, la campagne que, pendant plus de huit mois, j'ai menée contre le poison allemand.

Vous êtes donc de moitié dans des résultats dont nous avons, tous deux, le droit d'être fiers, et il n'est que juste, par conséquent, que je vous dédie ce volume, par la publication duquel je crois faire œuvre de patriotisme.

Agréez, je vous prie, mon cher directeur et ami, avec cette dédicace, la sincère assurance de mes affectueux sentiments.

ROBERT CHARLIE

Paris, le 30 mai 1887.

AVANT-PROPOS

———

La bière est la boisson par excellence des peuples du Nord. La linguistique aussi bien que l'usage font de la bière en Allemagne, en Angleterre, en Scandinavie, en Hollande et en Belgique la boisson-type. *Bier* en allemand, *öl* en scandinave signifient boisson.

En France, sauf dans trois ou quatre départements du nord, la bière n'est pas encore servie sur la table aux repas. Cependant elle a pénétré partout comme rafraîchissement en dehors du déjeuner et du dîner. Connue des anciens sous le nom de vin d'orge, et sous le nom de cervoise souventes fois commandée dans les tavernes avoisinant la rue du Fouarre, centre de l'Université de Paris au moyen âge, par de gais escholiers frappant du hanap le bois dur des tables et trin-

quant à la mode lorraine avec des camarades
venus de Cambridge ou d'Upsal, « où les jarls
boivent la bonne bière et chantent en heurtant
les cruches d'or en choc », comme a dit Leconte
de Lisle, la bière est devenue de nos jours une
boisson d'une consommation quotidienne considérable en France.

Il n'est pas de petit cabaret de village où, le
dimanche, les gros bonnets du pays ne jouent,
aux boules ou au piquet, quelques canettes. Les
villes du Midi, Montpellier, Narbonne, Toulouse,
voient les terrasses de leurs superbes cafés, du-
rant les nuits étoilées d'été, garnies de buveurs
de bocks. Dans les grandes villes, notamment à
Paris, la consommation de la bière a pris un développement rapide et formidable.

Dans ma jeunesse on en était encore à la bière
en bouteilles, mousseuse et douce au palais. Je
me souviens fort bien des bons gardes nationaux
de la ville de Montmartre, — quand Montmartre
était ville et avait, pour sa sécurité, des gardes
nationaux faisant patrouille, — envoyant chercher les nuits de garde des paniers de bière dite
de Lyon, dans un établissement situé cour des
Fontaines, près du Palais-Royal, et qui alors

jouissait d'une renommée sans égale. A cette époque naïve on vous servait la bouteille de bière accompagnée d'un corbillon garni d'échaudés.

Jusqu'à l'Exposition de 1867, on peut dire que la bière n'avait pas pénétré dans la consommation parisienne. Il n'y avait guère que cinq ou six établissements notoirement connus et réputés pour leur bière. A ces brasseries, dont beaucoup étaient situées au fond de cours obscures, des amateurs, on pourrait dire des initiés, se rendaient chaque soir de tous les points de Paris. On fumait la pipe, on jouait aux cartes, on devisait politique, philosophie, commerce, tout en empilant les ronds de feutre sous ces verres nouveaux, en forme de canettes coupées, nommés depuis « bocks » (*bock*, bouc, de la brasserie de Francfort à l'enseigne du Bouc), ou dans de longues flûtes minces dites verres de lampes. De ces brasseries, la plus fameuse, qui existe encore et est toujours achalandée, était la brasserie de *l'Espérance*, en haut du faubourg Saint-Denis, en face la prison de Saint-Lazare. Là, on se montrait avec une certaine curiosité les deux collaborateurs Erckmann et Chatrian combinant les

aventures du Conscrit de 1813 ou s'entretenant
de Mme Thérèse, tout en ingurgitant un nombre
consciencieux de chopes emplies d'une bière sa-
voureuse et pâle, couronnée d'une crème épaisse
et blanche. La brasserie Landolt, au fond d'une
cour du faubourg Montmartre, au quartier Latin
le *Cochon fidèle*, l'établissement de la rue des
Cordiers, curieux par ses peintures et son aspect
de cabaret féodal, la Brasserie Suisse, rue Jacob,
que tant de peintres ont fréquentée, la brasserie Bourgeois, fameuse depuis sous le nom de
brasserie des Martyrs, la brasserie populaire
Reinhert, chaussée Clignancourt, où l'on buvait
le bock à trois sous, et enfin la fameuse brasserie
Moser, de la rue Blondel, — avant-garde de l'invasion germanique, — étaient à peu près les
seuls établissements de Paris où les amateurs de
bière pussent trouver buvable leur boisson favo-
rite. Sauf deux cafés, l'un le Grand-Balcon, boulevard des Italiens, et l'autre le café Saint-Roch,
au coin de la rue de ce nom, les limonadiers des
boulevards comme les patrons des petits cafés-
divans de quartier ne servaient à leur clientèle
sous le nom de bière qu'une décoction amère ou
fadasse de gentiane, de buis, de quassia-amara

et autres plantes qui n'ont qu'un rapport très sommaire avec l'orge et le houblon.

Vint l'Exposition de 1867. Un brasseur viennois, Dreher, ouvrit un établissement dont la vogue devint sur-le-champ considérable. On s'y pressait en foule pour entendre l'orchestre des Tziganes, si nerveux, si brillant, si coloré, en buvant dans de petits tonnelets de forme élégante, une bière légère, agréable de saveur et qui surprenait par sa finesse autant que par son innocuité sous le rapport alcoolique.

A la suite de l'Exposition, la maison Dreher installa dans Paris, sur de nombreux points fréquentés, des brasseries dites viennoises, rappelant à la fois l'établissement de l'Exposition et les brasseries de Vienne. La vogue de ces brasseries et de cette bière dura peu.

A la suite de la guerre, — est-ce un goût pris par des mobiles internés à Erfurth ou dans d'autres villes allemandes? — il se produisit une consommation inattendue de bière bientôt suivie d'un mouvement d'invasion considérable de la part des brasseurs allemands. On ne demandait plus dans les cafés que de la bière de Salvator, de la bière de Pschorr, de la bière de Pilsen, —

la moins nuisible de toutes les bières allemandes sans contredit. Les anciens cafés virent leur clientèle les abandonner et courir aux brasseries d'apparence germanique, affichant les bières de Munich, deFrancfort, des Deux-Ponts et autres lieux de production teutonne.

Ce mouvement s'est accentué jusqu'à ces derniers temps. Les brasseries allemandes se sont multipliées ; elles ont accaparé toute la clientèle, elles l'ont même décuplée, et elles ont persuadé à la population, à Paris comme dans tout le reste de la France, que la seule bière buvable était la bière fabriquée en Allemagne, et que nos brasseurs français n'avaient qu'à renverser leurs cuves et à vendre leurs malts à l'agriculture.

Cependant en même temps que les brasseurs allemands s'enrichissaient, les médecins, les physiologistes, les membres du conseil d'hygiène et les statisticiens constataient des maladies plus nombreuses de l'estomac et des affections cérébrales inconnues jusque-là. On fit des enquêtes, on soumit certaines catégories de la population à une observation patiente et l'on reconnut bientôt que cette recrudescence de maux d'estomac, que ces dyspepsies, que ces ébranlements de tout le système nerveux correspondaient à l'extension chez nous de la consommation de la bière de provenance étrangère.

On poussa plus avant les investigations et l'on ne tarda pas à s'apercevoir que les bières allemandes dont la consommation avait pris une extension si considérable étaient traitées au salicylate.

Les brasseurs allemands, croyant pouvoir répondre à cette attaque inattendue par une affirmation gratuite autant qu'audacieuse, ne songèrent pas à nier l'introduction du salicylate dans leurs bières, mais ils prétendirent que cette substance était sans danger pour la santé publique. Là-dessus ils se rengorgèrent et continuèrent à nous expédier de plus belle leurs fûts empoisonnés.

Malheureusement, ceux qui avaient entrepris de démontrer au public français quelle boisson intoxiquée il avalait sans méfiance sous le nom de bière de Munich ou de Francfort, n'acceptèrent pas sans contrôle l'affirmation des brasseurs germaniques. A une analyse scientifique, sérieuse et précise, fut soumis le salicylate, et l'avis des savants fut unanime pour déclarer que le salicylate constituait une substance des plus dangereuses et que les bières qui en contenaient devenaient de véritables poisons pour les consommateurs.

Abasourdis par ce coup de la science, les brasseurs allemands qui, au premier moment, n'avaient pas eu la précaution de nier que leurs bières continssent du salicylate, essayèrent de parer la botte de la façon suivante : ils ne firent entrer dorénavant en France que des bières non salicylées, offrant de les soumettre à une expertise à l'entrée ; seulement une fois parvenues à destination, chez l'entrepositaire, on les salicylait comme par le passé.

Le public français qui boit de ces bières est donc menacé dans sa santé, aujourd'hui comme avant la découverte des principes toxiques des bières allemandes salicylées.

Que faut-il pour le mettre à l'abri de cet empoisonnement quotidien?

Lui démontrer les dangers de cette boisson, inoffensive et même salutaire quand elle est honnêtement préparée, — les médecins ordonnent la bière pour l'anémie et diverses autres affections exigeant des reconstituants, — pernicieuse au suprême degré quand elle est traitée par les procédés allemands.

Et, en même temps, il fallait apprendre au public français que la brasserie française pouvait supporter la concurrence allemande et même l'emporter par ses procédés de fabrication, qui iraient toujours en se perfectionnant, quand le consommateur serait assez sage pour renoncer à s'empoisonner à l'allemande et alimenterait la fabrication nationale.

Cette double tâche a été entreprise avec hardiesse, et poursuivie avec autant de persévérance que de talent par un publiciste de grande valeur, M. Robert Charlie, dans cinquante articles très remarqués, successivement parus dans le *Mot d'Ordre.*

Ce sont ces articles, dont la portée a été sérieuse et dont le retentissement sera durable, que M. Robert Charlie vient de réunir en un volume, documenté de faits et de chiffres nouveaux et soigneusement revisé, qu'il m'a chargé de recommander au public, à qui le journal a échappé, ou qui n'a pas eu l'occasion de colliger les articles épars consacrés à la Bière.

M. Robert Charlie pouvait se passer de toute

présentation. Son travail sérieux, précis, clair comme une démonstration mathématique et impitoyable comme un réquisitoire, se recommande de lui-même et les premiers résultats qu'il a obtenus sont la preuve de l'utilité et du haut intérêt de cet ouvrage de défense nationale.

Commencée en août 1886, la campagne de M. Robert Charlie a donné les trois principaux résultats suivants :

D'abord les Allemands, qui avaient prétendu que le salicylate ne pouvait nuire, n'osent plus soutenir semblable énormité ; ils se bornent à déclarer que leurs bières sont exemptes de salicylate : avant l'expédition, sans doute, mais après, arrivée chez l'entrepositaire, c'est différent. Les brasseurs allemands dissimulent donc leur fraude. La campagne entreprise a eu ainsi déjà cet excellent effet de les forcer à se cacher et à nier quand ils empoisonnent le public. La preuve de cet empoisonnement jaillit de l'effort même qu'ils font pour le dissimuler.

Ensuite l'Académie de médecine, consultée par le Gouvernement le 25 janvier 1887, a formellement condamné l'usage du salicylate.

Enfin l'exportation de la bière allemande qui

avait continuellement augmenté jusqu'en 1886, a subitement diminué de 20 pour 100, et cependant la campagne de M. Robert Charlie n'a pu avoir d'effet que dans les derniers mois de 1886.

On voit par là que le mal n'est pas si redoutable qu'on ne puisse parvenir à l'enrayer. Pour cela il faut de l'énergie et du bon sens. Il convient à des Français, à qui l'Allemagne a fait tant de mal, qui les oblige encore à grever le budget de centaines de millions improductifs nécessités par des armements continuels et formidables, d'être assez maîtres d'eux-mêmes pour refuser de faire la fortune des brasseurs allemands en ruinant les fabricants, nos compatriotes.

Ayons aussi le bon sens de réagir contre le préjugé, contre la mode, qui font tout le succès des bières allemandes. Sans parti pris, comparons les bières sorties de nos brasseries, et nous nous apercevrons bien vite qu'elles valent par la finesse, le goût et la saveur mucilagineuse les bières de Bavière, avec cette qualité de plus qu'elles ne nous corrodent pas l'estomac et ne nous donnent par la suite ni crampes, ni nausées, ni migraines.

En renonçant à la consommation des bières

allemandes, non seulement nous nous épargne-
rons bien des maladies dues à la présence du salicylate dans ces bières, mais encore nous accroî-
trons rapidement l'industrie de la bière en
France : avec une consommation plus considérable, nos brasseurs perfectionneront leur outil-
lage et amélioreront leurs procédés de fabrication, de façon à pouvoir, à la prochaine exposition, battre sans contestation leurs rivaux de la
Bavière ou de la Bohême.

La bière n'est encore chez nous qu'une boisson
pour ainsi dire accessoire, de luxe même, mais ne
faut-il pas se préoccuper de la cherté croissante
du vin, des nuisibles mélanges qui font de cette
boisson naturelle un dangereux liquide bien souvent, ne faut-il pas se demander si en présence
des ravages du phylloxera, la bière ne pourrait
pas utilement devenir la boisson des repas, le liquide accompagnant l'alimentation journalière?
Les habitants du Pas-de-Calais, du Nord, des
Ardennes, où la bière est la boisson générale, ne
sont ni les moins vaillants au travail, ni les plus
pauvres. Bien au contraire. La bière est peut-être
la cause principale de l'aisance qui règne dans
ces départements industriels et agricoles. Pour

huit sous par jour une famille arrose ses repas
aux environs d'Arras ; prenez cette famille buvant
du vin chez nous, il lui faudra au moins dépenser
deux litres, soit 1 fr. 60 et encore restera-t-elle,
comme on dit, sur sa soif.

Défendre la production nationale, et répandre
l'usage de la bière, en faisant fuir par le consommateur les pernicieuses bières venues de l'é-
tranger, est faire œuvre de patriote. Si les Français ne buvaient que de la bière française, 25 ou
30 millions de francs resteraient en France et
feraient prospérer une de nos grandes industries
nationales. Quand nous enrichissons les brasseurs allemands, songeons-nous que cet argent
qui appauvrit nos compatriotes, une fois en Allemagne, va grossir le trésor de M. de Bismarck
et lui permet de consolider sa puissance ? L'industrie de la bière est la première de toutes en
Allemagne ; si nous lui fermons le débouché de la
France, croyez bien que nous aurons infligé à la
puissance germanique une perte sensible, dont
elle souffrira longtemps.

M. Robert Charlie, en recommandant la bière
française et en dénonçant les fraudes des brasseurs allemands et les dangers de leurs produits

pour la santé publique, a fait plus qu'écrire un bon livre, il a fait une bonne action. Un peuple n'est pas seulement exposé aux invasions par des uhlans. Les envahisseurs de la paix sont aussi redoutables, et les Allemands, pénétrant chez nous avec des barils de bière, devraient trouver le même accueil et la même résistance que s'ils arrivaient aux frontières, la lance en avant.

Défendons-nous donc! Gardons nos industries, préservons-nous de la contagion étrangère. Comme ces insinuants spéculateurs d'Allemagne, nous avons, nous aussi, sur des collines que la vigne n'a pu conquérir, de hautes et vertes houblonnières; comme eux nous pouvons faire circuler à la ronde la coupe joyeuse où déborde l'écume d'argent d'une bière couleur d'or, d'une bière préparée sans fraudes ni mélanges empoisonnés, d'une bière brassée par de bonnes et loyales mains françaises.

E. LEPELLETIER

LE

POISON ALLEMAND

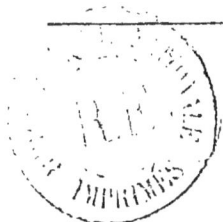

L'invasion du phylloxera et les diverses maladies de la vigne, qui ont diminué d'une façon
si désastreuse la production du vin, ont donné
à la bière, depuis quelques années, une place
qu'elle n'avait jamais eue dans la consommation,

1

ou, pour parler plus exactement, dans l'alimentation.

Alors, en effet, qu'elle n'était jadis qu'une boisson d'agrément, débitée seulement dans les cafés, elle est devenue, dans de nombreux ménages d'ouvriers, d'employés, de petits rentiers, qui ont sagement renoncé aux redoutables mixtures aujourd'hui vendues sous le nom de vin, la boisson ordinaire du repas.

On nous dit que c'est un mal et que la consommation de la bière, se généralisant, aura une néfaste influence sur le caractère national ; que c'est le vin qui nous donne cet entrain que ne connaissent point les autres habitants de l'Europe, et que l'esprit français est le fils légitime de nos crus si généreux. Nous sommes loin d'y contredire, mais nous sommes bien obligés de constater que, de par la fatalité qui pèse sur nos vignobles, naguère si prospères, il n'y a plus que le riche qui puisse avoir la certitude — et encore ! — de verser à ses hôtes le produit naturel de la vigne.

Tout le monde, malheureusement, ne peut prétendre à ne boire que des crus classés, et la grande masse, réduite à ce qu'on appelle le vin ordinaire — quand on pourrait si bien le qualifier de vin extraordinaire — n'absorbe guère que des breuvages qui font peut-être honneur à la chimie moderne, mais qui n'ont rien à voir avec la viticulture.

La bière commence donc tout naturellement à entrer dans la grande consommation, et, — c'est ici que nous abordons la question qui fait l'objet de ce volume, — comme l'industrie de la brasserie était encore chez nous, pendant ces dernières années, dans l'impossibilité de fournir complètement à cette consommation, il en est résulté que les commissionnaires, marchands en gros et débitants, ont cherché ailleurs ce que les brasseurs français ne pouvaient leur donner.

Il est cependant un fait qui doit être signalé, mais dont on ne saurait donner d'autre explication, complètement satisfaisante, que les engouements aussi subits qu'irréfléchis dont nous sommes coutumiers. Sous l'Empire, on buvait à Paris et dans toute la France, d'énormes quantités de cette excellente bière d'Alsace — qu'on appelait bière de Strasbourg, — qui était et qui est toujours exquise ; et il semblait qu'après la guerre, la faveur dont elle jouissait dût redoubler, le consommateur français devant éprouver le besoin de manifester de toutes les façons ses sympathies pour ses anciens compatriotes, victimes d'un barbare abus de la force.

Or, c'est le contraire qui s'est produit : inconsciemment, sans y songer, les Français, et particulièrement les Parisiens, ont, petit à petit, délaissé les bières alsaciennes pour les bières fabriquées en Allemagne par leurs plus mortels ennemis.

Sans se rendre compte de la faute de lèse-patriotisme qu'ils commettaient ainsi, et sans même avoir l'excuse de la plus légère supériorité de la bière allemande sur les bières d'Alsace, ils se sont mis à envoyer leurs millions — vingt-cinq au moins par an — à ceux qui venaient de leur prendre cinq milliards !

Ce sont là des aberrations qu'on peut constater, mais qu'il est vraiment impossible de justifier.

Si encore, nous le répétons, la bière allemande avait été véritablement supérieure à la bière alsacienne, si le palais et l'estomac avaient pu opposer au cœur des arguments de quelque valeur, la préférence eût pu se comprendre ; mais il a toujours été établi, au contraire, que les produits strasbourgeois et alsaciens laissaient loin derrière eux les produits allemands.

Et d'ailleurs, il faut encore constater que malgré les efforts faits par un certain nombre de brasseurs français, notamment par ceux de l'Est, pour agrandir le cercle de leur clientèle et se mettre à la hauteur des besoins du public, ils ne recevaient de celui-ci aucun encouragement.

Le Français, le Parisien ne connaissaient que la bière allemande, ne demandaient que de la bière allemande, ne voulaient boire que de la bière allemande.

Le préjugé était même si bien enraciné que, ainsi qu'on le verra plus loin, certains grands brasseurs français, ne pouvant écouler leur bière sous l'étiquette « française », en étaient réduits à la vendre à des entrepositaires parisiens, qui la revendaient ensuite comme bière de Munich, de Mannheim ou de Francfort.

C'est alors qu'en août 1886, la question de la bière fut inopinément soulevée.

Un de mes lecteurs, qui suivait, avec un intérêt qui m'honore grandement, la campagne que je menais depuis longtemps déjà contre l'industrie allemande, m'avertit que des wagons de bière bavaroise venaient d'être arrêtés à la gare de la Villette, par l'ordre du chef du laboratoire municipal de la ville de Paris, et que des échantillons avaient été prélevés sur tous les fûts composant le convoi.

Les chimistes du laboratoire ayant déjà constaté, à de nombreuses reprises, que les bières allemandes introduites en France contenaient une forte quantité d'acide salicylique, il avait été décidé que la vente de toutes celles de ces bières qui seraient désormais reconnues empoisonnées par ce dangereux antiseptique serait interdite.

Il n'y avait pas à hésiter. La santé publique était gravement engagée et le devoir de la presse était de donner l'éveil. Je signalai donc le fait et j'annonçai en même temps que j'ouvrais une campagne contre le poison que nous expédiaient les Allemands.

Mes premiers articles, qui eurent, j'ai le droit de le constater, un retentissement consi-

dérable — ce que l'intérêt de la question suffit
à expliquer — mes premiers articles, dis-je,
jetèrent le désarroi chez les Allemands. Hésitants sur le plan de défense à adopter, ils
commencèrent par prétendre que, loin d'être
un poison, l'acide salicylique donnait à la
bière de précieuses qualités, qu'elle ne pouvait
avoir en son absence. Ils payèrent même,
dans nombre de journaux parisiens, l'insertion
d'une note qui, ils l'espéraient, devait détruire
l'effet de mes attaques, — mais qui, par son
caractère trop visible de « réclame », alla précisément contre le but qu'ils se proposaient.

Des fabricants d'acide salicylique et de salicylates, directement touchés, essayèrent de me
convertir, me représentant que c'était la ruine
de leur industrie que je préparais et que, si je
parvenais à faire proscrire l'acide salicylique,
les brasseurs allemands emploieraient d'autres
poisons, par exemple, la strychnine et l'acide
picrique. Ils perdirent leur peine et, se tournant
d'un autre côté, ils firent faire dans des journaux que je ne veux pas nommer, une série
d'articles soutenant l'innocuité de leur poison;
mais tous ces efforts furent heureusement

rendus vains par l'énorme mouvement d'opinion qui se produisit.

Petit à petit, tous les grands organes parisiens abordèrent la question. Ceux qui, d'abord, s'étaient montrés hésitants, ne se tenant pas pour suffisamment éclairés, finirent par comprendre que c'était la santé publique qui était en jeu, et, loyalement, se prononcèrent contre le poison d'outre-Rhin. Les autres se jetèrent bravement à l'assaut, et bientôt il n'y eut plus qu'un concert de protestations contre l'audace des brasseurs allemands.

Les plus savants médecins, les chimistes les plus éminents, les plus hautes autorités scientifiques se prononcèrent également avec une énergie contre laquelle rien ne pouvait.prévaloir. Ils affirmèrent, avec preuves à l'appui, que l'usage de l'acide salicylique, même aux doses les plus minimes, amenait fatalement l'empoisonnement, et comme ces consultations venaient pleinement confirmer les conclusions formulées, à diverses reprises, depuis dix ans, par le conseil supérieur d'hygiène publique, et consacrées par des arrêtés prohibitifs signés par les ministres successifs du commerce, il ne resta plus aucun doute au public.

Les brasseurs allemands changèrent alors de tactique.

Après avoir audacieusement affirmé que sans l'acide salicylique on ne pouvait fabriquer de bonne bière, ils nièrent effrontément l'emploi de ce poison, et, pour cela, ils eurent de nouveau recours aux annonces de certaines feuilles parisiennes. En même temps, ils couvraient d'affiches les murs de Bruxelles, où ils se sentaient également menacés.

Cela leur coûta un nombre respectable de billets de banque, mais le résultat fut à peu près nul.

D'abord, leurs anciennes déclarations subsistaient ; ensuite, des centaines de condamnations étaient prononcées en Bavière même contre des brasseurs coupables de falsification par l'acide salicylique ; enfin, dans une réunion mémorable tenue alors, l'Institut allemand de chimie appliquée avait osé déclarer, après de longs débats entre les savants qui le composent, que l'acide salicylique doit être rigoureusement proscrit de la bière bue en Allemagne, *mais qu'il peut être*

1.

employé dans la bière destinée à l'exportation.

Poison pour les Allemands ; mais produit excellent pour les étrangers, et particulièrement pour les Français !

En même temps, on annonçait que le Reichstag allait être saisi d'un projet de loi en ce sens.

Comme on le devine, cette décision des savants allemands simplifiait singulièrement notre tâche. Pour achever de vaincre, nous n'avions, pour ainsi dire, qu'à la reproduire, et c'est, est-il besoin de le dire, ce que nous fîmes avec empressement.

De ce jour, la cause était gagnée ou à peu près ; la déroute des Allemands était commencée, et, malgré la défection de deux journaux, je n'eus plus, pour assurer la victoire, qu'à porter les derniers coups.

On lira plus loin les articles qui constituent la campagne que j'ai eu le grand honneur de mener au nom du patriotisme et des intérêts nationaux, et l'on y suivra, jour par jour, les péripéties de cette lutte qui, soutenue avec passion, fut couronnée d'un plein succès.

De jour en jour, les progrès s'accentuent. Au début, la bière française se dissimule sous l'étiquette allemande ; les cafetiers n'osent l'avouer ; puis, peu à peu, ils y viennent ; ils enlèvent d'abord, assez timidement, les affiches allemandes collées à leurs devantures, et, un beau jour, ils les remplacent crânement par un écriteau qui porte loyalement les mots : « Bière française ».

Le public, étonné et, il faut le dire, défiant, goûte avec hésitation ; mais il est bientôt converti, il constate que la bière francaise, victime d'un sot et suranné préjugé, est supérieure à la bière allemande ; il se reproche de l'avoir repoussée jusqu'ici, et, aujourd'hui, les cafés qui déclarent hautement qu'ils ne débitent que de la bière nationale, ne désemplissent plus.

Je pourrais citer de nombreux exemples, mais on m'accuserait peut-être de « réclame », et je préfère m'abstenir ; le lecteur pourra facilement se convaincre de la vérité de ce que j'affirme.

Je ne veux pas, bien entendu, me répéter, et reprendre un à un les cinquante articles que, depuis le mois d'août, j'ai consacrés à la question ; ce serait une besogne fastidieuse et qui enlèverait, du reste, tout intérêt à la polémique qui fait la matière de ce volume, — polémique à laquelle j'ai scrupuleusement laissé sa forme, parce que j'estime qu'elle doit rester à l'état de document pour ceux qui suivent attentivement les phases de la lutte industrielle engagée entre la France et l'Allemagne, — mais je puis résumer rapidement les résultats obtenus.

Voyons d'abord ce que le salicylage est devenu.

En août 1886, — c'est-à-dire pendant le mois où j'ai commencé ma campagne, — sur 344 échantillons de bière analysés par les chimistes du laboratoire municipal, 107 contenaient de l'acide salicylique.

Soit une proportion de 31 pour 100.

En septembre, la proportion descendait à 24 1/2 pour 100.

En octobre, à 7 pour 100.

En novembre, à 5.68 pour 100.

En décembre, elle se maintenait à 5.70 pour 100.

En janvier 1887, elle tombait à 2.58 pour 100.

Enfin, en février, elle n'était plus que de 1.07 pour 100, — pour remonter, il est vrai, en mars, à 4.12 pour 100.

En six mois donc, j'ai obtenu une diminution énorme dans le salicylage.

Mais alors, va-t-on m'objecter, si les Allemands ne salicylent plus, pourquoi continuer à proscrire leur bière?

Ici, je dois prévenir le lecteur que, plus que jamais, il doit se défier de la bière allemande. Afin d'éviter l'arrêt à la gare d'arrivée, nombre de brasseurs d'outre-Rhin ne salicylent plus avant expédition, et le laboratoire ne peut plus arrêter leur marchandise ; mais les fûts ne sont pas plus tôt rendus chez l'entrepositaire que celui-ci y introduit immédiatement la quantité d'acide salicylique nécessaire pour arrêter la fermentation, que le voyage a développée dans une bière trop jeune et trop imparfaite pour le supporter.

Le salicylage est donc toujours pratiqué ; le seul changement qui ait été apporté dans sa pratique, c'est qu'au lieu d'être opéré en Allemagne, il l'est à Paris, où il peut se faire sans danger, les agents du laboratoire ne se croyant pas autorisés à aller prélever des échantillons chez l'entrepositaire.

Mais, de même que l'hypocrisie est un hommage rendu à la vertu, le salicylage exécuté seulement chez l'entrepositaire et le fait de proclamer que l'on ne salicyle plus prouvent que la condamnation du salicylage est unanimement acceptée.

Deuxième résultat obtenu, — et il est décisif au point de vue scientifique, — nous avons obtenu que la question fût portée devant l'Académie de médecine.

Les intéressés profitaient de son silence ; ils prétendaient que tant que ce corps officiel, dont les décisions font justement autorité dans le monde entier, ne s'était pas prononcé, la question ne pouvait être regardée comme tranchée, et ils avaient si bien manœuvré que des tribunaux de province acquittaient les empoisonneurs en s'appuyant sur l'absence d'un arrêt de l'Académie.

Les contradictions entre les jugements

rendus dans divers ressorts étaient même devenues si flagrantes que le gouvernement ne pouvait plus reculer le moment d'une consultation
devenue indispensable, et que, dans le courant
du dernier trimestre de 1886, il saisit l'Académie de médecine.

Celle-ci nomma une commission qui étudia
longuement, minutieusement, sévèrement la
question, et, le 25 janvier 1887, en séance so-
lennelle, après un débat approfondi, l'Académie adoptait les conclusions suivantes, formulées par son rapporteur :

« 1° Il est établi par l'observation médicale
que des doses faibles mais journalières d'acide
salicylique peuvent déterminer des accidents
graves, en certaines circonstances, chez les
personnes que l'âge et spécialement les altérations de la fonction rénale rendent plus impressionnables.

« 2° L'addition, *même à faible dose*, de
l'acide salicylique ou de ses dérivés aux aliments ou aux boissons *ne saurait être autorisée.* »

Après cet arrêt, qui tranchait si catégoriquement la question, aucune discussion n'était

plus possible; aussi les défenseurs de l'acide
salicylique se tinrent-ils absolument cois, es-
pérant que, par leur silence, ils éviteraient la
mesure officiellement prohibitive qui doit être
la conséquence de la décision de l'Académie
de médecine.

Jusqu'à présent, leur tactique a réussi; mais
avant d'y revenir, passons au troisième résultat
obtenu, celui qui a le caractère le plus nettement pratique, celui qui paraît le mieux justifier mes efforts.

Je veux parler de la diminution de l'exportation de la bière allemande, et je dois citer des
chiffres que l'on retrouvera plus loin, mais que
je résume le plus brièvement possible.

En 1885, les Allemands ont exporté
1,606,522 quintaux métriques de bière (le
quintal représente à peu près l'hectolitre), et,
il importe de le noter, depuis dix ans et plus
leur exportation était en augmentation régu-
lière et constante. Chaque année elle dépassait
de 100 à 180,000 quintaux les chiffres de
l'année précédente.

Or, en 1886, et bien que les effets de la campagne n'aient pu se produire que dans les derniers mois, elle a subitement baissé de 308,123 quintaux, c'est-à-dire de près du cinquième.

En un mot, l'exportation de la bière allemande a, tout à coup, baissé de 20 pour 100.

C'est là un chiffre qui n'a pas besoin d'être commenté, et qui, on voudra bien le reconnaître, est plein de promesses pour l'année 1887.

En trois mots, voici les résultats obtenus :

1° Le salicylage est ostensiblement abandonné ;

2° Le salicylage est solennellement condamné par l'Académie de médecine.

3° L'exportation de la bière allemande est déjà diminuée de 20 pour 100 et elle le sera probablement, cette année, de 50 pour 100.

Je pourrais m'arrêter ici et prier maintenant le lecteur de parcourir les nombreux articles que j'ai réunis dans ce volume; mais il m'est impossible de ne pas constater que les salicyleurs n'ont pas eu, jusqu'ici, trop à se plaindre du gouvernement.

Le laboratoire municipal de Paris, qui a été en cela hautement approuvé par la commission du conseil municipal chargée de contrôler ses actes, leur a donné une chasse sérieuse ; mais, outre que son zèle paraît, depuis quelque temps, s'être ralenti, son action n'a pas produit tous les effets qu'on pouvait en attendre.

Le parquet de la Seine, il faut le dire hautement, n'a pas fait son devoir. Il s'est prétendu désarmé contre les empoisonneurs allemands, et, malgré l'avis des jurisconsultes les plus éminents, parmi lesquels je citerai M. Jules Léveillé, l'éminent professeur, il s'est obstinément refusé à toutes poursuites.

Il faut dire que son inaction était à peu près ouvertement encouragée par un ministre, parfaitement ignorant, qui avait même, sur les instances de l'ambassadeur d'Allemagne, — manœuvre que je n'ai pas hésité à dénoncer, et qui a, par suite, piteusement avorté, songé à demander au procureur de la République une sorte de consultation justifiant cette inaction à l'égard des Allemands.

Quoi qu'il en soit, le gouvernement n'a rien fait. Soit qu'il ne voulût pas déplaire à M. de

Bismarck, qui avait immédiatement fait agir le comte de Munster auprès de M. de Freycinet, alors ministre des affaires étrangères et président du conseil, soit qu'il regardât comme de peu d'importance une question qui n'intéressait que la santé publique, il est resté indifférent.

Tout le monde demandait qu'à défaut de poursuites judiciaires contre ses fabricants, la bière allemande empoisonnée fût, comme les vins fuchsinés de Bercy, jetée à l'égout; le gouvernement n'a pas eu l'air d'entendre.

Il n'a fait qu'une chose, importante, il est vrai, en principe : il a demandé son avis à l'Académie de médecine. Mais il semblerait qu'il a été trompé dans son attente, car de cet avis, qu'il attendait pour agir, il n'a pas encore paru tenir le moindre compte.

C'est le 25 janvier que l'Académie s'est prononcée, et nous attendons encore l'arrêté de prohibition qui devait en être la conséquence.

Ce que MM. Tirard et Hérisson ont fait, alors qu'ils ne pouvaient s'appuyer que sur une consultation du comité supérieur d'hygiène, M. Lockroy ne le fait pas, alors cependant que son arrêté pourrait s'appuyer sur la plus haute autorité scientifique qui existe dans le monde.

Il ne saurait y avoir là qu'un retard, mais c'est trop, beaucoup trop, qu'il ait duré jusqu'ici, et l'honorable ministre du commerce devrait finir par comprendre la nécessité d'une mesure qui, en même temps qu'elle donnera satisfaction au patriotisme, sera pour la santé publique une efficace garantie.

Il est impossible que les Allemands puissent continuer impunément à nous empoisonner.

BIÈRES ALLEMANDES

ET

BIÈRES FRANÇAISES

I

Une réputation qui s'en va. — 84 brasseurs allemands condamnés pour falsification. — Les bières allemandes arrêtées à la gare de la Villette. — Analyses nécessaires.

Encore une réputation qui s'en va.

Les bières allemandes, que, sur leur ancienne renommée, les Parisiens préfèrent aux bières françaises — dont beaucoup, cependant, sont parfaites — viennent de recevoir un coup que leurs fabricants auront quelque peine à parer.

Depuis longtemps, des plaintes graves étaient formulées contre la composition de ces bières ; des chimistes qui avaient eu la curiosité de les analyser y avaient découvert des substances éminemment nuisibles, et, d'ailleurs, en Allemagne même, à Nuremberg, il n'y a pas plus de quinze jours, la justice avait dû sévir énergiquement contre quatre-vingt-quatre brasseurs convaincus de falsification. Or, si les brasseurs allemands empoisonnent leurs compatriotes, que peuvent-ils bien nous envoyer, à nous qui ne sommes pas tout à fait de la famille ?

Le laboratoire municipal a fini par s'émouvoir des plaintes nombreuses et si fondées qu'il reçoit depuis longtemps, et, hier matin, il a pris inopinément une mesure dont on ne saurait trop le louer.

Il a fait interdire à tous les entrepositaires de bières allemandes de sortir un seul fût de la gare de la Villette, et il y a prélevé un échantillon de chaque marque pour le soumettre à un examen minutieux. Pareille mesure a dû être prise dans les autres gares d'arrivée.

Il est bien entendu que nous suivrons l'affaire, c'est-à-dire que nous nous tiendrons au courant des résultats de l'analyse.

Il est grand temps que l'administration, qui se montre si justement sévère pour les marchands de vins et les brasseurs français, s'occupe enfin des empoisonneurs allemands, qui ont joui jusqu'ici d'une impunité scandaleuse ; et quant aux consommateurs, il n'est pas mauvais qu'ils soient désormais édifiés sur la valeur des drogues qu'ils avalent de confiance, par cette seule raison qu'elles ont été fabriquées de l'autre côté du Rhin.

14 août 1886.

II

L'union fait la force. — 45 échantillons de bière allemande reconnus falsifiés. — La légende de la bière allemande.— La bière française forcée de se faire baptiser allemande. — Le Parisien, né malin... — La chimie d'outre-Rhin.

Le premier dans la presse, nous avons soulevé la question des bières allemandes, et nous avons eu la satisfaction de voir plusieurs de nos confrères nous suivre dans cette voie.

Il est bon que les journaux s'unissent ainsi contre l'ennemi; l'union fait la force, dit un vieux proverbe, et quand même chacun d'eux voudrait paraître mener seul la campagne, l'importance du résultat à atteindre doit seule toucher l'initiateur. Nous avons jeté le premier cri, et nous nous estimons heureux de ce que ce cri ait été si bien entendu que, de tous les côtés, il est maintenant répété.

Nous nous hâtons peut-être moins que tel de nos confrères ; mais cela tient à ce que nous ne voulons rien hasarder. Nous ne voulons porter aucune accusation que nous ne puissions soutenir, et nous n'aurons point ainsi à revenir sur de prétendues révélations ou à faire subitement le silence sur des allégations touchant des compatriotes présentés d'abord comme des complices, alors qu'en fait ils ne sont que des victimes.

Mais venons à notre sujet. Nous ne connaissons pas encore d'une façon précise les résultats des analyses auxquelles les bières allemandes, saisies récemment à la gare de la Villette, ont été soumises. Ainsi que nous l'avons promis, nous communiquerons ces résultats à nos lecteurs ; mais, en attendant, nous pouvons leur dire que la saisie dont nous leur avons parlé, les premiers, l'autre jour, était justifiée par ce qui s'est passé dans le courant de juillet dernier : sur 124 échantillons de bière prélevés dans divers établissements, 45 avaient été, par les chimistes du laboratoire municipal, reconnus falsifiés, et, il est à peine besoin de le dire, ces bières frelatées étaient, presque toutes, d'origine allemande.

Il importe donc à la santé publique que ces bières soient rigoureusement surveillées ; il y a là un intérêt de premier ordre dont le laboratoire municipal a la garde, et que, selon nous, il devient indispensable de garantir par des sanctions moins dérisoires que celles qui sont censées nous protéger aujourd'hui.

Le consommateur parisien en est toujours à la légende de la bière allemande ; pour lui, il n'en est pas d'autre, et il ne consent à déguster un bock que dans une brasserie réputée pour s'approvisionner de l'autre côté du Rhin. Il faut dire, du reste, que cette légende a eu sa raison d'être ; longtemps les brasseurs français n'ont rien fait pour lutter contre les Allemands, et même, on doit l'avouer, il n'en est encore qu'un petit nombre aujourd'hui qui aient vaillamment engagé la bataille.

Ceux-là, nous pourrions les nommer ; mais nous ne voulons pas qu'on puisse nous soupçonner de favoriser des intérêts particuliers et nous n'entendons pas davantage recevoir des réclamations. Ils ne sont encore que quelques-uns dans toute la région de l'Est ; toutefois, si peu nombreux qu'ils soient, ils pourraient soutenir honorablement la lutte, si les Parisiens ne s'entêtaient point dans un préjugé suranné.

Si, en effet, les Parisiens savaient que les excellentes bières « allemandes » qu'ils boivent dans les établissements les plus justement renommés ne sont autre chose que des bières *françaises*, peut-être ne s'obstineraient-ils plus à réclamer des bières allemandes et à fuir les maisons où l'on déclare courageusement que l'on ne vend que des produits nationaux.

Oui, c'est ainsi. Si l'un des brasseurs dont je viens de parler se présente dans un café ou une brasserie quelconque pour y offrir son produit, invariablement la réponse est celle-ci :

« Impossible ; nos clients ne veulent que de la bière de choix, que de la bière allemande, et nous ne pouvons en débiter d'autre. »

Alors qu'arrive-t-il? C'est que les grands commissionnaires en bières, qui connaissent la supériorité des produits de nos brasseurs, vont les trouver et leur disent :

« Vous ne pouvez placer vous-mêmes votre

marchandise. Les cafetiers et les brasseurs parisiens ne veulent même pas l'essayer. Mais nous, qui savons que votre bière est égale et même supérieure à celle de Munich, nous vous offrons de vous prendre à tel prix tout ce que vous en pourrez fabriquer. Seulement, vous nous la livrerez dans des fûts *sans marque*, de telle sorte que nous la puissions étiqueter nous-mêmes et la vendre comme bière de Munich, ou de Francfort, ou de Mannheim, ou de telle autre source qu'il nous conviendra, suivant les caprices de notre clientèle. »

Les brasseurs français ont commencé par repousser ces offres, avantageuses au point de vue des bénéfices à réaliser, humiliantes à celui de l'amour-propre industriel et national ; mais, après de longues hésitations, ils ont dû céder.

Pour se mettre en mesure de lutter avec les brasseurs de Munich, ils avaient dû dépenser des millions en installation et en matériel, sans compter les énormes avances que demande une vaste fabrication dont les produits ne peuvent être livrés, si on les veut parfaits, qu'au bout de quatre, cinq ou six mois. Les capitaux engagés menaçaient de devenir improductifs; c'était la ruine peut-être ; c'était, dans tous les cas, une lutte sans espoir, et l'on comprend que nos compatriotes, vaincus par le sot préjugé parisien, bien plus que par le brasseur allemand, aient dû se résigner.

Maintenant, leurs magnifiques brasseries sont prospères. Leurs bières nous arrivent par vastes convois, et les meilleurs établissements se les disputent sans en connaître l'origine ; les commissionnaires seuls sont dans le secret, et en dégustant son bock si limpide, si pur, si savoureux, le Parisien, né malin, se dit : « C'est regrettable, mais il n'y a décidément que les Allemands qui sachent faire la bière ! »

Or, hélas! ce n'est pas toujours de la bière française qu'il boit sous l'étiquette allemande ; souvent, le liquide qu'il absorbe en toute confiance vient véritablement de Munich ou de Francfort, et, le lendemain, la tête alourdie par l'alcool, l'estomac ravagé par l'acide salicylique, la langue épaissie par l'infâme suc du buis, il peste contre l'empoisonneur qui lui a servi de la misérable bière française au lieu de la *loyale* bière allemande qu'il voulait boire !

2.

Voilà ce qui se passe, et si le consommateur parisien est livré sans défense à la redoutable chimie allemande, c'est vraiment sa faute.

Heureusement, le laboratoire municipal va le sauver de lui-même. Désormais, la bière allemande sera sévèrement surveillée, et quand, par les nombreuses et rigoureuses analyses dont les résultats seront publiés par toute la presse, il aura été définitivement établi que les brasseurs allemands nous envoient du poison, peut-être le Parisien se décidera-t-il enfin à goûter à la bière française, qui, alors, ne sera plus obligée de cacher timidement son origine.

Ce jour-là, nous aurons le droit de nous féliciter hautement d'avoir été le premier dans cette patriotique campagne et d'avoir aidé nos bières à chasser de chez nous celles d'outre-Rhin, — c'est-à-dire d'avoir eu notre part dans une fructueuse victoire de l'industrie française sur l'industrie allemande.

24 août 1886.

III

Plus le clou est gros, plus il faut de coups pour l'enfoncer.
— L'histoire du café X.... — « Pourquoi vous obstiner à
nous faire boire de la bière française? » — « Je tiens à
vous satisfaire. » — Véritable bière... de Munich. — Vous
plaisantez ! — « Ici, on ne vend que de la bière française. » — Sot préjugé. — Protestation allemande... et
payante. — La défense de l'acide salicylique. — Bas les
masques ! — Insinuations imbéciles.

Le dernier article que nous avons publié
nous a valu de nombreuses lettres d'encouragement. De tous côtés, on nous écrit pour nous
presser de continuer, contre les bières allemandes, une campagne qui, en même temps
qu'elle répond pleinement aux sentiments des
patriotes, peut avoir des résultats économiques
considérables.

Nombre de nos lecteurs nous envoient des

renseignements pleins d'intérêt, dont nous les remercions cordialement et que nous ne manquerons pas d'utiliser en temps et lieu ; nous saisissons même cette occasion pour prier nos amis de vouloir bien nous faire part de tout ce qu'ils peuvent savoir dans cet ordre d'idées. Plus seront nombreux les faits sur lesquels nous appuierons notre campagne, plus efficace sera celle-ci.

Nos lecteurs peuvent compter sur notre persévérance ; nous sommes de ceux qui ne se lassent pas facilement : nous savons assez que plus le clou est gros, plus il faut de coups de marteau pour l'enfoncer. Nous frapperons donc aussi dru et aussi longtemps qu'il le faudra.

Aujourd'hui, nous voulons simplement répondre à un de nos sympathiques correspondants, qui nous demande si nous n'avons pas quelque peu exagéré en accusant le consommateur parisien, en général, de repousser ininelligemment la bière française au profit de la bière allemande, et qui émet l'opinion que si ceux des cafetiers et brasseurs de la capitale qui vendent de la bonne bière nationale le déclaraient nettement au public, leur clientèle, loin de diminuer, ne ferait que s'accroître.

Hélas! cher correspondant, nous n'avons malheureusement rien exagéré; nous sommes même resté en deçà des limites de la vérité, et quant à l'opinion que vous exprimez, vous allez voir tout de suite comment les faits se chargent de démontrer qu'elle est du domaine de l'illusion.

Il y a, sur la ligne des boulevards, un café bien connu, que nous appellerons le café X..., et qui, depuis des années, ne débitait que de la bière de Z..., prise dans l'une de ces grandes brasseries de l'Est, dont nous parlions l'autre jour.

Cette bière est excellente, et certainement supérieure à la bière allemande. Aussi notre cafetier avait-il cru bon d'afficher, de place en place, sur les murs et à la porte de son établissement : « Bière de Z... »

A l'étonnement de son propriétaire, du jour où avait été posée l'affiche, le café X... avait commencé à se désemplir; le passant n'entrait plus, et la vieille clientèle, sans l'abandonner encore, accablait le cafetier d'observations dont l'aigreur augmentait de jour en jour.

« Pourquoi vous obstiner à nous donner de

la bière de Z..., qui n'est pas mauvaise, il est vrai, mais qui est loin de valoir celle de Munich? C'est en amis que nous vous disons cela ; vous finirez par perdre tout le monde. Un tel, un tel, un tel ne viennent déjà plus. Ça continuera à s'égrener petit à petit, et un beau jour, vous resterez seul pour boire votre bière de Z... »

Le cafetier tenait bon ; cependant, il finit par comprendre qu'en s'obstinant il allait à la ruine, et, un matin, — c'était l'an dernier, — il prit son parti. Il décrocha ses écriteaux, et, le jour même, il disait à ses principaux clients :

« Messieurs, comme je tiens avant tout à vous satisfaire, je me rends à vos observations. Je viens de traiter avec la meilleure brasserie de Munich, et, à partir de lundi prochain, je ne vous servirai plus que de la bière allemande. »

« — Bravo ! » fit-on en chœur.

La docilité du cafetier a été récompensée. A partir du jour où des affiches annonçant la bière de Munich ont remplacé les anciennes, le café X... a vu augmenter dans une proportion considérable le chiffre de ses affaires.

Et cependant... cependant, je le dirai en confidence à mes lecteurs, ceux d'entre eux qui préféreraient la bière de Z... à toutes autres peuvent, en toute sécurité, aller au café X... On n'y en vend pas d'autre !...

Seulement, pour donner satisfaction au consommateur, on a dû la baptiser bière de Munich.

Autre fait. Un grand établissement des environs du Palais-Royal avait repoussé les offres d'un brasseur — français — de Y... Quelques mois plus tard, celui-ci apprend que cet établissement prenait sa bière chez un des commissionnaires que lui-même approvisionne. Il y retourne, fait de nouveau ses offres de service, et, comme il s'y attendait, reçoit l'éternelle réponse : « Impossible; notre clientèle ne veut que de la bière allemande. »

« — Alors, pourquoi lui servez-vous de la bière française ?

« — Comment, française ?

« — Parfaitement; votre bière vient de Y..., et c'est moi qui la fabrique.

« — Vous plaisantez !

« — Pas du tout. Vous vous servez chez tel

commissionnaire, et c'est moi qui lui fournis, dans des fûts de telle et telle façon, la bière qu'il vous vend comme venant de Munich. En voici la preuve. »

Et le brasseur français exhibe les papiers qui établissent ses rapports d'affaires avec le commissionnaire.

Qui fut interloqué? Le cafetier; mais, en homme d'esprit, il donna immédiatement sa clientèle à notre compatriote, et il s'en félicite aujourd'hui avec d'autant plus de raison que, grâce à la suppression de l'intermédiaire, il réalise une notable économie sur ses anciens prix d'achat.

Mais, comme on le pense, il se garde bien de dire aux consommateurs que la prétendue bière de Munich qu'il leur sert vient simplement de Y...

Nous n'en finirions pas si nous voulions citer tous les faits du même genre que nous connaissons, et nous nous bornerons à ce dernier, que nous n'avons pas vérifié sans tristesse.

Dans certain quartier que nous ne désignerons pas, mais où le mouvement est énorme, on voit sur la porte d'un très bel établissement :

« Ici, on ne vend que de la bière française. »

L'établissement est toujours vide, et les cafés voisins regorgent de consommateurs.

Si, au lieu d'être un patriote, le propriétaire était un indifférent, il changerait son enseigne, il annoncerait de la bière allemande, et avant un an, il serait obligé d'agrandir ses locaux.

Comment ne pas s'indigner devant la sottise du préjugé qui condamne les bières françaises les plus parfaites et les oblige à céder la place aux bières frelatées d'Allemagne, si on ne les affuble pas de l'étiquette teutonne?

Il est vrai qu'il y a mieux à faire que de s'indigner. Il y a à lutter avec persévérance contre ce préjugé, et c'est ce que nous comptons faire, sans nous lasser jamais, sûrs qu'un jour, bientôt peut-être, nous en serons amplement récompensé par la conscience du service que nous aurons rendu à une branche importante de l'industrie nationale.

P. S. — Sous le titre : *Bières salicylées mais non falsifiées,* un certain nombre de nos confrères publient, dans la partie de leurs colonnes réservée aux *réclames payantes*, une note *identique*, dont voici les premières lignes :

«Quelques journaux, trompés dans leur religion, ont publié des articles *communiqués* tendant à faire croire que l'acide salicylique, employé pour la conservation des boissons, rendait celles-ci nuisibles à la santé. Cette assertion est tout simplement une hérésie scientifique. »

Ce qui est « communiqué » — pour nous servir de l'expression employée par le défenseur, anonyme, mais intéressé, de l'acide salicylique — ce qui est « communiqué », c'est ladite note, et il n'est pas besoin d'ajouter que l'insertion en est largement *payée*.

Nous ne nous amuserons pas à discuter la théorie d'après laquelle l'acide salicylique est un excellent ingrédient qu'on devrait prendre avant, pendant et après les repas, et qu'on pourrait même offrir à ses amis en guise de thé ; nous avons trop bien compris que le panégyrique de ce bienheureux acide n'est que le paravent derrière lequel on s'abrite pour défendre les bières allemandes — attaquées par nous — qui nous arrivent, indignement falsifiées au moyen de toutes sortes de drogues malfaisantes de Munich, de Nuremberg, de Mannheim, de Francfort ou d'ailleurs.

La note ajoute, en effet, et c'est là que passe le bout de l'oreille :

« En Angleterre et en *Allemagne*, le salicylage est considéré comme un progrès.

« Il est partout toléré.

« Dire le contraire, c'est tromper le public et jeter la perturbation dans le commerce et l'industrie. »

Et en Allemagne, n'est-ce pas?...

Allons, pas tant de détours !

Bas les masques ! Montrez votre nez, empoisonneurs allemands !

Il y a un mois, quatre-vingt-quatre d'entre vous étaient condamnés comme falsificateurs, à Nuremberg même, et si vous vendez du poison à vos compatriotes, qu'est-ce que peut bien être la marchandise que vous expédiez à vos ennemis les Français?...

Le laboratoire municipal, qui sait à quoi s'en tenir, a jugé nécessaire de faire saisir votre bière à son arrivée en gare de la Villette ; nous verrons comment le loyal liquide sortira de l'examen.

Mais, en attendant, vous ferez sagement de vous tenir tranquilles. Ce ne sera pas, en tout cas, vos insinuations imbéciles qui nous empêcheront de mener jusqu'au bout une campagne qui a le triple but de sauvegarder la santé publique, d'encourager une industrie française et de retenir dans notre pays des millions qui s'en vont bêtement enrichir les Allemands.

28 août 1886.

IV

Encore la protestation-réclame. — Réponse d'un confrère. — Nous les tenons ; nous ne les lâcherons pas ! —
Les cafetiers commencent à s'émouvoir. — Signes pré-
curseurs.

Nous avons répondu hier à la note que les
brasseurs allemands ont fait publier dans divers journaux, par l'intermédiaire — onéreux
— des fermiers d'annonces. Un de nos confrères y a fait à son tour une réponse que nous
reproduisons avec empressement :

« Beaucoup de nos confrères, dit-il, ont publié ce matin en troisième page, à côté des ré-
clames-annonces, une note sur les bières salicylées.

« Nous ignorons complètement l'origine de
« cette communication », dont le sens général

permet cependant d'en soupçonner les auteurs.

« Le but poursuivi, par sa publication, est évidemment d'enrayer le mouvement de réprobation des consommateurs français pour les produits altérés par des combinaisons chimiques, la bière salicylée en particulier.

« Ainsi que le disent très habilement les auteurs de cette note, « les plus hautes sommités « médicales recommandent le salicylage des « boissons *à faible dose.* »

« Le salicylol, l'acide salicylique et leurs dérivés sont employés en médecine *à faible dose;* ils rendent même de très grands services pour combattre certaines affections.

« Nous n'avons jamais contesté cela ; mais ce que nous avons soutenu et ce que nous soutenons avec énergie, c'est que le salicylage des bières allemandes sè fait : 1° *à forte dose;* 2° avec des produits salicylés du commerce contenant des principes étrangers nuisibles par eux-mêmes à la santé publique.

« Il y a donc, dans cette affaire de l'importation des bières allemandes, deux questions, la qualité et la quantité, que la « communica- « tion » publiée par nos confrères néglige de discuter et de résoudre tout en affirmant l'innocuité des boissons salicylées.

« En revanche, ses auteurs ont le soin de faire savoir que, « en Angleterre et en *Alle-* « *magne*, le salicylage est considéré comme un « progrès », qu'il y est toléré.

« Cette nouvelle est déjà bien ancienne et ne surprendra personne. Si le salicylage n'était pas autorisé en Allemagne, nous n'aurions pas eu à constater celui des bières d'outre-Rhin et à appeler l'attention du public sur le danger qu'il court en les consommant. Ils ont oublié d'ajouter que les *doses élevées* ne sont autorisées que pour les boissons d'exportation.

« La conclusion de la note est celle-ci :

« Dire le contraire, c'est tromper le public « et jeter la perturbation dans le commerce et « l'industrie. »

« Nous avons toujours dit le contraire et nous démontrons aujourd'hui que nous avons eu raison de le faire, n'ayant qu'un seul but : jeter la perturbation dans le commerce et l'industrie des Allemands qui viennent en France se faire payer pour nous empoisonner. »

Les empoisonneurs allemands doivent en

faire leur deuil : ce n'est pas avec des *réclames payantes* glissées dans tels ou tels journaux, qui, soit dit en passant, devraient voir un peu plus clair dans le rôle qu'on leur fait jouer ainsi, qu'ils détruiront l'effet de nos révélations.

Nous les tenons ; nous ne les lâcherons pas. Et pour leur prouver que notre campagne n'est pas infructueuse, nous nous faisons un véritable plaisir de leur apprendre que nous avons déjà reçu de divers cafetiers de Paris et de la province des lettres dans lesquelles ils nous annoncent qu'ils cessent dès aujourd'hui de vendre de la bière allemande, et nous demandent dans quelles brasseries françaises ils doivent désormais s'approvisionner.

29 août 1886.

V

Encouragements, injures, menaces. — Un fabricant d'acide salicylique. — Vous êtes orfèvre, monsieur Josse ! — « Vous ne voulez plus d'acide salicylique ; vous aurez de l'acide picrique et de la strychnine. » — « Vous serez toujours empoisonnés, mais, hélas !... ce ne sera plus avec mon poison !...» — Le laboratoire municipal ennemi des brasseurs français. — Accusation ridicule. — Inapaisée et inapaisable rancune.

Ce ne sont pas seulement des éloges et des encouragements que nous attire notre campagne contre les bières allemandes ; elle nous vaut encore, et nous nous y attendions parfaitement, des contradictions, des injures, et même des menaces. Nous méprisons ces dernières et leurs auteurs, qui gardent, d'ailleurs, un prudent anonymat ; nous pourrons tenir compte des

3.

communications qui ne s'écartent pas du domaine de la discussion.

Un de nos correspondants, qui est, disons-le tout de suite, fabricant d'acide salicylique et de salicylates, prend, avec une grande vivacité, la défense de ses produits. Son principal argument est, sans qu'il s'en doute peut-être, celui-ci : « Vous parlez de l'acide salicylique sans le connaître, et la preuve que vous ne pouvez pas savoir ce que c'est, c'est que vous n'en fabriquez pas ! »

Nous ne cacherons pas à notre correspondant que l'argument est faible, si faible même qu'il nous paraîtrait puéril de le discuter.

Notre fabricant nous dit encore : « Permettez-moi de vous faire observer que votre bonne foi a été trompée et qu'en croyant tomber les brasseries allemandes vous faites, sans vous en douter, tout bonnement le jeu des Allemands au détriment de l'industrie française. »

Ainsi, dire que les bières allemandes sont falsifiées à l'aide de toutes sortes de drogues — ce qui a été constaté par de nombreuses condamnations prononcées en Allemagne même — et que les Parisiens ne devraient boire que des bières françaises, qui ont d'abord ce premier mérite d'être françaises, et qui, de plus, sont excellentes et supérieures aux bières allemandes, c'est faire le jeu des Allemands au détriment de l'industrie française !

Que notre correspondant nous permette de le lui faire observer à notre tour, c'est là un raisonnement qui nous paraît fortement salicylé.

Si les consommateurs demandent de la bière allemande, poursuit notre contradicteur, c'est que cette bière est bonne.

Il nous semblait bien, cependant, avoir prouvé, par des faits, que le consommateur n'est que la victime d'un préjugé suranné, d'une légende qui n'a plus de raison d'être, et que même, très souvent, ce qu'il prend pour de la bière allemande n'est autre chose que de la bière française.

Enfin, voici où en voulait venir notre correspondant :

« Vos attaques contre l'acide salicylique dans les bières allemandes ont permis aux brasseurs d'outre-Rhin de changer leur mode d'expédition. Aux bières salicylées, saines et hygiéniques, — il y tient! — qu'ils expédiaient en France, ils substitueront des bières contenant de l'acide picrique ou de la strychnine. »

Donc le défenseur des bières allemandes ne suppose pas une minute que leurs fabricants, arrêtés dans l'emploi de l'acide salicylique, cesseront leurs falsifications! S'ils se voient forcés, dit-il, d'abandonner le salicylate, ils recourront à la strychnine ou à l'acide picrique ; — en d'autres termes, ils continueront à vous empoisonner, mais, hélas !... *ce ne sera plus avec mon produit !...*

Ce genre d'argument nous touche peu. Convaincu que l'acide salicylique, tel qu'il est employé par les falsificateurs allemands, est un dangereux poison, nous ne saurions nous lamenter sur la baisse de sa vente ; et quant aux autres toxiques dont nous menace notre orfèvre — pardon, notre fabricant, — nous comptons sur les chimistes du laboratoire municipal pour leur donner la chasse.

Il est vrai que le laboratoire n'inspire guère confiance à notre correspondant, qui l'accuse même nettement d'être l'ennemi des brasseurs français; mais c'est là encore une accusation qui ne nous paraît guère plus fondée que celle d'après laquelle nous servirions nous-même « une rancune personnelle à laquelle l'hygiène est complètement étrangère ».

Nous ne nous défendons pas de servir une rancune, et même nous le proclamons hautement; mais, cette rancune-là, brave homme qui portez un nom allemand et qui défendez avec tant d'ardeur les produits et les procédés teutons, cette rancune-là n'a rien de personnel; elle est plus haute et plus large : c'est la rancune de notre pays contre celui de vos amis — sinon contre le vôtre; — c'est la rancune, inapaisée et inapaisable, de la France contre l'Allemagne.

2 septembre 1886.

VI

Est-ce de la naïveté? Est-ce de l'impudence? — L'industrie allemande de la falsification des bières. — Etonnan-
tes révélations. — Un commerce singulier. — Drogues et
poisons variés. — Le code bavarois. — « Parisiens,
continuez à vous intoxiquer. »

Le fabricant d'acide salicylique auquel nous
avons répondu avant-hier ne nous reprochait
pas seulement d'attaquer cet excellent acide, il
nous reprochait aussi de calomnier les brasseurs allemands en les accusant de falsifier leurs
bières avec toutes sortes de drogues que nous
ne nommions pas.

Est-ce de la naïveté? Est-ce de l'impudence?

Nous ne nous permettrons pas de trancher la
question ; mais, pour le cas où il ne pécherait

que par ignorance, nous allons donner à notre contradicteur quelques renseignements propres à l'éclairer.

Tout d'abord, nous lui dirons qu'il est difficile de se faire une idée, même| approximative, de l'extension qu'a prise en Allemagne l'industrie de la falsification des bières.

Nous disons industrie, et c'est bien, en effet, une industrie spéciale, d'une importance toute particulière, car elle nourrit toute une catégorie nombreuse de *savants*, de chimistes, de négociants, de représentants, de commis-voyageurs, etc., etc.

Au cours des nombreux procès qui ont eu lieu non seulement à Nuremberg, mais encore à Augsbourg, à Landshut, à Wurtzbourg, à Munich et ailleurs, les révélations les plus étonnantes ont été faites.

On a appris, par exemple, qu'à Munich opérait un très grand négociant qui n'avait d'autre fonds de commerce que les articles et les drogues destinés à la falsification de la bière. Ses agents sillonnaient toutes les parties de la Bavière et de l'Allemagne du Nord, et de chez lui partaient, par milliers de ballots, les réglisses, es caramels, les mélasses, les glucoses, les sels de soude, les acides boriques, les acides salicyliques, les salicylates, les quassia-amara, les noix vomiques, les gentianes, les colombos, les strychnines, les acides picriques, toutes les drogues, en un mot, qui peuvent servir à empoisonner la bière, et y remplacer le malt et le houblon, que les brasseurs français, ridiculement loyaux, s'obstinent à employer.

Mais, dira-t-on peut-être, comment se fait-il que, cet industriel expédiant ses produits dans toute l'Allemagne, on n'ait vu de procès qu'en Bavière?

Rien de plus simple. Seul, le Code bavarois contient des articles spécialement consacrés aux falsifications de la bière, c'est-à-dire réprimant l'emploi, dans l'industrie de la brasserie, de toutes autres matières que l'orge et le houblon.

Dans les autres parties de l'Allemagne, la loi est désarmée; la falsification est libre et elle reste complètement impunie.

Or, si en Bavière, où la loi menace et frappe les falsificateurs, on a pu constater et punir d'aussi nombreuses falsifications, qu'est-ce que peut bien être la bière dans les autres pays allemands, où l'on est libre d'y introduire les drogues les plus diverses et les plus malfaisantes?

Quand nous disons que les Allemands sont des empoisonneurs et que leur bière est une boisson dangereuse, ce n'est pas, nous ne saurions trop le redire, une accusation en l'air que nous portons; nous avons, dans les mains, les preuves les plus irréfragables, et, d'ailleurs, alors même que nous ne les aurions point, nous pourrions encore nous en rapporter aux innombrables condamnations prononcées par les tribunaux allemands.

Et maintenant, Parisiens, continuez, si vous l'osez, à vous intoxiquer avec la bonne bière de Munich!...

4 septembre 1886

VII

Prétendu conflit. — Il s'agit de sauver les bières salicylées.
— Une note 'effrontément allemande. — L'avis du comité
consultatif d'hygiène. — Il y a déjà cinq ans. — Le falsificateur français est poursuivi ; le falsificateur allemand
reste indemne ! — On nous la baille belle, vraiment ! —
Non, nos tribunaux correctionnels ne sont pas impuissants. — Le sieur Heinrickens et ses corsets. — Six jours
de prison. — Le vin fuchsiné au ruisseau ; la bière salicylée à l'égout ! — L'abstention. — Vingt-cinq millions
gagnés. — La *France* et « la meilleure bière du monde ! »
— A la première ou à la deuxième page ?

Un journal qui, l'autre jour, ouvrait avec empressement ses colonnes à la note, — grasse-
ment payée, d'ailleurs, — dans laquelle les
brasseurs allemands ont essayé de répondre
aux accusations que nous portons contre eux,
annonçait, vendredi, qu'un conflit s'était élevé

entre le parquet de la Seine et la préfecture de police, à propos des bières falsifiées.

Nous ne voulons pas juger la façon dont la nouvelle était présentée aux lecteurs ; ceux-ci n'ont pas eu de peine à démêler le but de notre confrère, et un rapprochement immédiat entre les deux notes s'est certainement imposé à leur esprit.

Nous n'avons aujourd'hui qu'un mot à dire à ce sujet : il est faux que le conflit que l'on annonce si complaisamment se soit produit. Le préfet de police et le procureur de la République ont eu, au contraire, une entrevue dans laquelle ils ont décidé que les tribunaux seraient appelés à statuer sur les procès-verbaux de constat, dressés contre les brasseurs prévenus d'avoir livré des bières salicylées.

Dans quel but, d'ailleurs, parlait-on d'abord de conflit?

La question est d'un ordre délicat ; pourtant, nous n'hésiterons pas à y répondre.

Il s'agit de sauver les bières salicylées; il s'agit de protéger les empoisonneurs.

Dans la note, effrontément allemande, que plusieurs de nos confrères regrettent aujour-

d'hui d'avoir insérée sans examen, les brasseurs d'outre-Rhin faisaient défendre l'acide
salicylique par un savant dont ils falsifiaient —
comme leurs bières, et par habitude, — une
opinion portant sur un emploi spécial et déter-
miné de cet antiseptique.

Ils cherchaient à représenter la préfecture
de police comme étant en contradiction avec
la science officielle, et il ne leur restait plus,
par suite, qu'à mettre sur le compte d'un
arbitraire ignorant la saisie de leurs poisons.

Un journal français annonçant, par surcroît,
que le parquet de la Seine annulait les saisies
pratiquées sur l'ordre du préfet de police ou de
ses agents, la cause était à peu près gagnée,
et les contempteurs de l'acide salicylique n'a-
vaient plus qu'à faire amende honorable et à
aller cacher leur honte au fond des caves de la
dernière brasserie française.

Malheureusement pour nos bons amis de Munich et d'ailleurs, il est trop facile de prouver
la fausseté de leurs assertions.

Ce n'est pas de son propre mouvement, de
sa seule initiative, que la préfecture de police

a interdit, dès 1881, la mise en vente des bières salicylées.

Ému des plaintes nombreuses qu'il recevait, instruit par la fréquence des accidents résultant de l'emploi de l'acide salicylique et des salicylates, préoccupé d'une situation qui augmentait chaque jour de gravité, le préfet de police a demandé au comité consultatif d'hygiène un avis motivé, et ce n'est qu'après trois délibérations successives de ce comité de savants, dont l'autorité ne saurait être contestée, qu'il a pris l'arrêté contre lequel protestent avec tant d'aigreur les brasseurs allemands et leurs amis.

Telle est l'origine de la mesure qui a été prise, il y a cinq ans, dans le but de sauvegarder la santé publique, si gravement menacée par les infâmes mixtures allemandes.

Nous n'avons donc pas besoin de la défendre ; elle se défend d'elle-même, puisqu'elle est signée des noms des savants auxquels le gouvernement a confié le soin de protéger la population contre les empoisonneurs.

L'arrêté une fois pris, la question se posait de savoir de quelle façon on l'appliquerait. Les

saisies furent d'abord pratiquées chez les cafetiers et brasseurs débitants, et des condamnations furent prononcées ; mais on reconnut qu'il
y avait une certaine injustice à procéder de
cette manière, puisque, dans la plupart des
cas, les débitants ignoraient que la bière qu'ils
servaient au public était falsifiée.

Il était clair, en effet, que la responsabilité
devait porter sur le brasseur fabricant, et, afin
qu'elle ne s'égarât plus, le préfet de police
donna l'ordre de surveiller les bières à leur
entrée à Paris.

De temps à autre donc, des prélèvements
sont faits sur les arrivages ; si l'analyse révèle le
salicylage ou toute autre falsification, les bières
sont arrêtées.

Deux cas se présentent alors.

Ou l'expéditeur est français — ce qui est
rare, hâtons-nous de le dire — et, le procès-
verbal étant dressé, une plainte est transmise
au parquet.

Ou l'expéditeur est étranger, c'est-à-dire allemand — *ce qui arrive tous les jours* — et
l'on se contente de l'avertir qu'il peut retirer
son envoi !

Le Français falsificateur est poursuivi ; l'Allemand empoisonneur reste indemne !

Pourquoi, jusqu'ici, cette scandaleuse inégalité de traitement?

Un étranger, nous dit-on, ne saurait être poursuivi en France.

On nous la baille belle, vraiment!

Tout délit commis en France est justiciable des tribunaux français, et c'est commettre un délit sur notre territoire que d'y introduire des marchandises qui ont été soumises à des falsifications tombant sous l'application de nos lois.

Un Allemand, nous le savons, même domicilié en France, n'est pas, grâce au traité de Francfort, justiciable de nos tribunaux de commerce ; mais nos tribunaux correctionnels n'ont pas été rendus impuissants par les stipulations de ce néfaste traité, et la preuve, c'est que, comme nous le constations récemment, un fabricant de corsets de Hambourg, le sieur Heinrickens, a été condamné, le mois dernier, par le tribunal correctionnel de Lille, à six jours de prison, pour avoir introduit en France des marchandises portant une marque d'origine frauduleuse.

La tromperie sur la marque d'origine n'est pas, on en conviendra, un délit aussi grave que la falsification toxique, et, par conséquent, nous ne voyons pas pourquoi la loi, qui frappe la première, serait impuissante contre la seconde.

Au surplus, et en admettant que la législation actuelle soit insuffisante, rien n'empêche de réparer au plus vite une lacune qui ne saurait se perpétuer. Les Chambres reprendront leurs travaux dans six semaines et un de leurs membres ferait de bonne et patriotique besogne en déposant un projet de loi visant tout particulièrement les falsificateurs allemands.

En attendant, pourquoi ce qui se fait à l'entrepôt de Bercy avec les vins fuchsinés ne se pratiquerait-il pas à la Villette avec les bières salicylées? A Bercy, on fait purement et simplement couler ces vins dans le ruisseau ; à la Villette, on pourrait débonder les fûts allemands et en envoyer le contenu dans l'égoût. Quand les produits de Munich, de Mannheim, et de Francfort auraient suffisamment fertilisé la plaine de Gennevilliers, peut-être les Alle-

mands réfléchiraient-ils à deux fois avant de
continuer à nous envoyer leurs dangereux liquides.

L'autorité ne va pas jusqu'au bout de son
droit ; de même qu'elle doit saisir à la douane,
— ce qu'elle a fait cette année dans le Nord —
des marchandises portant une marque frauduleuse, de même elle doit également saisir, et
surtout garder, pour les détruire, les marchandises falsifiées.

La bière allemande est dans ce cas ; il est
avéré que c'est, presque toujours, un odieux poison : il n'y a donc pas à hésiter et quand les analyses du laboratoire municipal ont fourni la
preuve de sa toxicité, il n'y a pas seulement à l'arrêter, il faut immédiatement la jeter à l'égout.

Mais il est encore une autre façon de se préserver de l'empoisonnement par la bière allemande, et c'est incontestablement la plus certaine, la plus simple, la plus pratique, la plus
efficace : les consommateurs français, et plus
spécialement les Parisiens, n'ont qu'à déclarer
net aux cafetiers et aux brasseurs débitants
qu'ils ne veulent plus boire que de la bière
française, et qu'ils sont bien résolus à ne plus

mettre le pied dans les établissements qui vendent de la bière allemande.

Le jour où nos compatriotes feront cette énergique déclaration, notre frontière sera fermée à la bière allemande, et vingt-cinq millions au moins resteront annuellement en France.

P.-S. — C'est avec stupéfaction que nous avons vu, dans la *France* d'hier, la bière de Munich qualifiée : « la meilleure bière du monde. » La chose se pouvait lire en première page, et nous avons d'autant plus le droit d'être surpris que, depuis quelque temps, la *France* attaquait, comme nous, les bières allemandes en général et celle de Munich en particulier.

Il est vrai qu'à la deuxième page du même journal, dans une lettre datée de Munich, on pouvait lire :

« Je me suis laissé dire que les brasseurs bavarois, émus des attaques dont leurs produits *frelatés* commencent à être l'objet de la part de la presse parisienne, avaient résolu de se réunir en une sorte de syndicat pour constituer un fonds destiné à la lutte.

« La chose est-elle vraie ? En tout cas, elle est fort vraisemblable. Les brasseurs bavarois sont riches, très riches, et je sais qu'ils mettront tout en jeu pour maintenir une situation que notre insouciance et notre sottise leur ont permis de se créer à Paris et dans toute la France. »

Nous aimons à croire que c'est à la deuxième page de la *France* qu'il faut rechercher son véritable sentiment sur les bières allemandes ; mais nous n'en sommes pas moins peiné d'avoir à constater chez notre sympathique eonfrère des contradictions aussi fâcheuses, dont ne manqueront pas de se prévaloir les Allemands.

7 septembre 1886.

VIII

Explications indispensables. — Toute la question est là. —
Les habiles de la science et les habiles de l'industrie. —
Peut-on, oui ou non, faire de bonne bière sans acide
salicylique ? — L'acide salicylique, auxiliaire précieux
pour les mauvaises bières.

La campagne que nous avons entreprise
contre les bières allemandes qui, presque
toutes, sont falsifiées au moyen des drogues
les plus diverses, commence à émouvoir la
plus grande partie de la presse.

Dans le *National* d'hier, notre sympathique
confrère M. Paul Foucher a publié sous ce
titre : « Explications nécessaires, » un article
qui, venant d'un esprit aussi clair, nous a véritablement étonnés.

Parlant des bières saisies à la gare de la Villette, notre confrère se demande — et il ne paraît pas éloigné de croire le contraire — si ces saisies sont justifiées et si l'emploi de l'acide salicylique constitue un danger pour la santé publique.

Il constate qu'il est des industriels qui recourent à cet acide et aux salicylates pour conserver leurs marchandises, et il rappelle que certains médecins prétendent que cette méthode de conservation est inoffensive.

Toute la question est là.

Mais avant de la trancher, ce que nous essaierons de faire dans un de nos prochains articles, nous lui demanderons ce qui vaut le mieux, dans l'intérêt de la santé générale : ou d'adopter les produits naturels, fabriqués par des moyens rationnels, ou de recourir à des sophistications que les habiles de la science tiennent toujours en réserve pour les habiles de l'industrie.

Peut-on, oui ou non, faire de la bonne bière sans acide salicylique ?

Existe-t-il, oui ou non, des bières françaises exquises, quoique non salicylées ?

En ce cas, pourrait-il nous dire ce que vient

4.

ajouter à la qualité d'une bière *naturelle* l'emploi d'une drogue telle que l'acide salicylique?

En retour, nous nous engageons à lui expliquer comment il peut se faire qu'une bière qui ne contient pas les éléments essentiels d'une bonne bière, qu'une bière imparfaite, non achevée, puisse trouver dans l'acide salicylique un auxiliaire précieux pour affronter les exigences du consommateur.

S'il eût envisagé ce point de la question, notre confrère, nous en sommes persuadé, se sentirait moins inquiet pour les intérêts des « industries considérables », que les « étourneaux » du laboratoire municipal troublent dans leur fonctionnement.

Nous reviendrons incessamment sur la question spéciale de l'acide salicylique, et, nous en sommes convaincu, notre honorable confrère sera bientôt de notre avis.

8 septembre 1886.

IX

La question posée sur le terrain scientifique et légal. — Hier contravention, aujourd'hui délit. — Le conseil d'hygiène de France et le rapport de M. Bussy (29 octobre 1877). — Le rapport de M. Dubrisay (15 novembre 1880). — La circulaire de M. Tirard, ministre de l'agriculture et du commerce (7 février 1881). — L'ordonnance de M. Andrieux, préfet de police (23 février 1881). — Les poursuites. — Le rapport de M. Brouardel. — La circulaire de M. Hérisson, ministre du commerce (30 janvier 1884). — Nombreux débitants condamnés. — Circulaire prescrivant les prélèvements en gare. — Le préfet de police et le procureur de la République. — Les destinataires prévenus. — L'action du parquet limitée. — Fausse doctrine. —L'état de la jurisprudence. — Pasteur, Wurtz, Gallard, Bouley, etc. — Sur 344 échantillons de bière, 107 reconnus dangereux. — Nous ne connaissons qu'une bonne bière. — Ne buvez pas de bière allemande !

L'acide salicylique, que les Allemands introduisent dans toutes les bières qu'ils nous expédient, ayant trouvé des défenseurs — de bonne foi, nous en sommes convaincu — chez quelques-uns de nos confrères, nous nous préparions à démontrer que c'est une drogue éminemment dangereuse et à indiquer les raisons pour lesquelles les brasseurs allemands en ont adopté l'emploi, quand nous avons trouvé dans le *Temps* un long article, qui expose si complètement et si clairement la question, au double point de vue scientifique et administratif, que nous ne croyons pouvoir nous dispenser de le reproduire en entier.

Voici cet article :

« L'ACIDE SALICYLIQUE

« L'acide salicylique fait beaucoup parler de lui en ce moment. Le laboratoire municipal, qui a dû essuyer déjà nombre de colères, est maintenant en butte à celles des débitants de bière. On lui reproche de chercher noise aux bières salicylées, d'en empêcher la vente dans Paris, de laisser s'altérer et se perdre en gare des trains entiers chargés de bières de diverses provenances. Déjà, nous avons mis nos lecteurs au courant de certains faits occasionnés par les poursuites dont les bières additionnées d'acide salicylique étaient l'objet : d'une part, la prétention du laboratoire à déférer au parquet les négociants ou leurs représentants reconnus coupables d'avoir expédié lesdites bières ; d'autre part, la résistance du parquet à saisir les tribunaux de l'affaire. Il s'ensuivait des démarches, des pourparlers et des retards pendant lesquels les bières s'altéraient et il est arrivé que des négociants, furieux de n'avoir pu disposer de leur marchandise en temps utile, ont défoncé leurs tonneaux et vidé leur bière dans le ruisseau. Depuis, une entente est intervenue entre le parquet et la préfecture de police, de laquelle dépend le laboratoire, afin que ces retards ne se reproduisent plus. Les débitants de bière salicylée continueront à être poursuivis et seront déférés aux tribunaux correctionnels, au lieu d'être jugés comme cela avait eu lieu jusqu'ici par le tribunal de simple police.

« L'emploi de l'acide salicylique, qui n'était considéré que comme une contravention, sera désormais considéré comme un délit, ce qui est plus grave. Nous avons déjà dit ces choses, mais il était nécessaire de les rappeler avant d'exposer les motifs sur lesquels se basent le laboratoire et le parquet dans leur action contre l'acide salicylique.

« L'acide salicylique est-il nuisible ou non nuisible à la santé? Dans sa séance du 29 octobre 1877, le conseil d'hygiène de France était saisi d'un rapport fait sur une demande d'avis adressée au ministre par la chambre de commerce de Paris au sujet de l'emploi de l'acide salicylique comme agent de conservation des vins. Commissaires, MM. Fauvel et Bergeron; rapporteur, M. Bussy.

« Voici les conclusions du rapport :

Votre commission a pensé qu'il était prudent de considérer comme suspect tout vin contenant une quantité quelconque d'acide salicylique et qu'il devait, comme tel, être rejeté de la consommation.

En conséquence, elle a l'honneur de vous proposer de répondre à M. le ministre que l'avis du comité est que nous n'avons jusqu'ici aucune certitude que le vin contenant de l'acide salicylique ne soit pas de nature à porter atteinte à la santé; qu'il y a lieu de considérer comme suspect tout vin contenant une quantité quelconque d'acide salicylique et de le rejeter de la consommation.

« Plus tard, le 15 novembre 1880, le même conseil adoptait les conclusions suivantes d'un rapport de M. Dubrisay (commissaires, MM. Ambaud, Bouley, Brouardel, Gallard, P. Girard,

Wurtz), sur la conservation des substances alimentaires par l'acide salicylique :

Messieurs, s'appuyant sur les faits nombreux que je vous ai exposés, votre commission a l'honneur de vous proposer de répondre à M. le ministre que le comité confirmant aujourd'hui la déclaration antérieurement faite le 29 octobre 1877, est d'avis :

1º Que l'acide salicylique est une substance dangereuse dont la vente doit être soumise aux règlements qui s'appliquent à la vente des autres substances dangereuses ;

2º Que cet acide, considéré au point de vue de la conservation des substances alimentaires, n'est antifermentescible qu'à la condition expresse d'être employé à doses élevées, c'est-à-dire à doses toxiques ;

3º Que l'on devra considérer comme suspecte toute substance alimentaire solide ou toute boisson contenant une quantité quelconque d'acide salicylique ou de l'un de ses dérivés, et qu'il y a lieu d'en interdire la vente.

« Le 7 février 1881, M. Tirard, ministre de l'agriculture et du commerce, s'inspirant des délibérations du comité consultatif d'hygiène publique de France, invitait, par une circulaire, les préfets à prendre un arrêté interdisant la vente « de toute substance alimentaire, liquide ou solide, contenant une quantité quelconque d'acide salicylique ou de l'un de ses dérivés ». Le 23 février suivant,

le préfet de police, se conformant à la circulaire du ministre, rendait l'ordonnance suivante :

SALICYLAGE

*Ordonnance concernant la vente des substances alimentaires
additionnées d'acide salicylique.*

Paris, le 23 février 1881.

Nous, député, préfet de police,
Considérant que l'acide salicylique employé pour la con-
servation des denrées alimentaires, solides ou liquides, pré-
sente un danger pour la santé publique;
Vu la loi des 16-24 août 1790 et celle du 22 juillet 1791;
Vu les articles 319, 320, 471, et 15 et 477 du Code pénal,
ainsi que les lois des 27 mars 1851 et 5 mai 1885 ;
Vu les arrêtés du gouvernement des 12 messidor an VIII
et 3 brumaire an XI et la loi du 7 août 1850 ;
Vu l'instruction ministérielle en date du 7 février 1851,

Ordonnons ce qui suit :

Article 1er. Il est expressément défendu de mettre en
vente aucune substance alimentaire, soit solide, soit liquide,
dans la composition de laquelle entrerait une quantité
quelconque d'acide salicylique ou de ses dérivés.
Art. 2. Les contraventions seront poursuivies conformément à la loi devant les tribunaux compétents.
Art. 3. La présente ordonnance sera affichée et publiée
dans le ressort de la préfecture de police.
L'inspecteur général des halles et marchés de Paris, le
chef du laboratoire municipal, le professeur de l'Ecole de

pharmacie, dans leurs visites annuelles, les maires des communes rurales, les commissaires de police seront chargés, chacun en ce qui le concerne, d'en assurer l'exécution.

Le député, préfet de police,
ANDRIEUX.

Par le préfet de police :
Le secrétaire général,
Jules CAMBON.

« Dès que cette ordonnance fut publiée, des poursuites furent intentées contre les personnes débitant des substances alimentaires salicylées; l'émoi fut grand parmi les négociants; certains prétendirent que l'acide était inoffensif, et, en 1883, le comité consultatif d'hygiène de France fut à nouveau appelé par M. Hérisson, ministre du commerce, à se prononcer sur le danger qu'il y avait à consommer des substances additionnées de ce produit. Voici les conclusions que formula la commission nommée par le comité, commission composée de MM. Ambaud, Bouley, Dubrisay, Gallard, P. Girard, Grimaux, L. Pasteur, Wurtz et Brouardel, rapporteur :

En résumé, votre commission est d'avis
1° Que, pour les personnes bien portantes, l'usage journalier d'une dose, même minime d'acide salicylique est suspect, son innocuité n'étant pas démontrée ;

5

2º Que pour les personnes dont le rein ou le foie a subi une altération, soit par les progrès de l'âge, soit par une dégénérescence quelconque, l'ingestion journalière d'une dose d'acide salicylique, quelque faible qu'elle soit, est certainement dangereuse.

Dans ces conditions, elle vous propose de répondre à M. le ministre du commerce que le comité demande que la prohibition de l'acide salicylique et de ses composés dans les substances alimentaires soit maintenue.

« M. Hérisson, se conformant au vœu du comité d'hygiène, adressa aux préfets, le 30 janvier 1884, une circulaire dans laquelle il disait :

Après une étude approfondie, le comité a présenté un rapport dont vous trouverez ci-joint quelques exemplaires et dans lequel il conclut que la « prohibition de l'emploi de l'acide salicylique et de ses composés dans les substances alimentaires doit être maintenue. »

En présence des motifs contenus dans le rapport du comité, il importe que la prohibition de l'emploi de l'acide salicylique pour la conservation des denrées alimentaires ne demeure pas plus longtemps à l'état de lettre morte. L'administration encourrait une grande responsabilité en ne prenant point les mesures nécessaires pour faire cesser des pratiques reconnues dangereuses et qui continuent à être ouvertement préconisées.

M. le garde des sceaux, ministre de la justice et des cultes, vient, sur ma demande, de donner aux parquets les ordres nécessaires, et, de son côté, M. le ministre des finances a prescrit au service des douanes de continuer à signaler aux autorités judiciaires les substances alimentaires d'origine étrangère qui, à leur entrée en France, seraient reconnues mélangées d'acide salicylique.

« Le laboratoire municipal ne fait donc que remplir les instructions du ministre et du préfet de police en déférant au parquet les négociants inculpés d'additionner d'acide salicylique les substances alimentaires qu'ils livrent à la consommation publique.

« A la suite des constatations faites par le laboratoire, de nombreux débitants furent condamnés par le tribunal de simple police ; ceux-ci protestèrent et firent valoir que, si les bières prélevées chez eux étaient salicylées, cet antiseptique n'avait pas été introduit dans la bière par eux, mais par les fabricants ou les entrepositaires. En fait, ces réclamations étaient justes ; en droit, elles étaient inadmissibles et ne pouvaient faire aucune impression sur le tribunal de simple police, dont la mission est de juger les contraventions. Ce tribunal condamnait donc, conformément à l'ordonnance de police, tout débitant chez lequel on avait trouvé des denrées salicylées.

« Le chef du laboratoire ayant insisté auprès de M. le préfet de police pour lui faire remarquer combien les plaintes du petit commerce lui paraissaient fondées, ce fonctionnaire lança une circulaire prescrivant de faire des prélèvements en gare.

« C'est l'exécution de cette circulaire qui amena les incidents dont il a été question. Les analyses des prélèvements faites par le laboratoire furent transmises dans les plus courts délais au parquet, qui dut examiner les procédés à employer pour pouvoir poursuivre d'une façon efficace les étrangers, les commissionnaires, les entrepositaires ou les simples intermédiaires.

« Pendant cet examen, les bières continuaient à arriver, à s'accumuler et à encombrer les gares; il importait de prendre une décision. Une entrevue eut lieu entre M. le préfet de police et M. le procureur de la République, et, après entente, les mesures suivantes ont été prises par ordre de M. le préfet de police :

« Seules les bières provenant de maisons dont de nombreux échantillons pris dans le commerce ont été antérieurement reconnus comme renfermant de l'acide salicylique sont arrêtées en gare, et cela seulement jusqu'après l'analyse; celle-ci est faite par le laboratoire dans le plus bref délai. Après réception des résultats d'analyse, MM. les commissaires des gares laissent prendre livraison de toutes les bières. Mais quand les bières sont reconnues salicylées, un commissaire du laboratoire se rend immédiatement chez le destinataire pour lui notifier le résultat de l'analyse et l'avertir que s'il venait à mettre en vente des bières salicylées, il s'exposerait à des poursuites conformément à la loi et à l'ordonnance de 1881.

« De plus, un service de surveillance a été organisé dans les gares avec le concours des agents de la sûreté ; lorsqu'une bière salicylée est livrée dans Paris, le laboratoire en est informé et procède immédiatement à un prélèvement.

« Il est sûr que, dans ce cas, les destinataires ne peuvent plus arguer de leur bonne foi et qu'ils auront bien du mal à se défendre devant la justice correctionnelle.

« Nous venons de dire que le parquet avait dû examiner les procédés à employer pour poursuivre les étrangers, *car ce sont surtout les bières de provenance allemande qui sont additionnées d'acide salicylique.* L'action du parquet, en pareil cas, est limitée. Il ne peut faire saisir les marchandises ni poursuivre l'expéditeur, les tribunaux français ne pouvant poursuivre un étranger que pour un délit commis sur le territoire français. Quelques personnes ont paru croire que cette situation était spéciale aux commerçants allemands et qu'elle résultait de certains articles du traité de Francfort. Il n'en est rien. La situation est absolument la même pour des vins falsifiés envoyés d'Espagne ou d'Italie ou pour des bières expédiées d'Angleterre, par exemple. Si elles sont salicylées, on prévient le destinataire que s'il les met en vente il sera poursuivi et condamné conformément aux lois françaises. Ledit destinataire s'empresse alors de retourner à l'expéditeur sa bière frelatée et demande la résiliation du marché aux tribunaux français, qui la prononcent toujours.

« Le parquet considère qu'il n'y a délit commis sur le sol français que lorsqu'il y a eu commencement de mise en vente de ces produits alimentaires nuisibles. Ainsi, un particulier est parfaitement en droit de se faire expédier d'Allemagne des fûts de bière malsaine et de les consommer, tant que leur absorption ne mettra en danger que sa santé ou celle de ses amis.

Si la bière était falsifiée à Nancy, par exemple, le cas serait bien différent : le parquet serait autorisé à la faire saisir en gare et à poursuivre le brasseur, parce qu'il serait Français. Tel est l'état de notre jurisprudence. »

L'article du *Temps* est, comme on vient de le voir, si précis, si concluant, que nous ne voyons rien à y ajouter. Les documents qui y sont reproduits sont de ceux qui ne peuvent être sérieusement discutés. Quand des illustrations comme MM. Pasteur, Wurtz, Gallard, Bouley et leurs collègues viennent, avec l'indiscutable autorité que leur donne un savoir devant lequel on s'incline dans le monde entier, déclarer que l'emploi de l'acide salicylique et de ses composés dans les substances alimentaires doit être rigoureusement interdit, qui donc oserait prétendre le contraire?

Or, *le Temps* le reconnaît, « *ce sont surtout les bières de provenance allemande qui sont additionnées d'acide salicylique.* »

Avons-nous donc tort de combattre ces bières et de répéter qu'elles doivent être exclues de la consommation française?

Pendant le mois d'août dernier, 344 échantillons de bières ont été analysés et 107 contenaient de l'acide salicylique, 107 étaient des poisons, 107 étaient dangereux pour la santé des consommateurs.

224 étaient purs. Ce chiffre de 224 n'est-il pas la démonstration que la bonne bière, fabriquée avec des produits naturels, dans des conditions normales et loyales, n'a pas besoin de l'acide salicylique pour être livrée à la consommation?

Nous ne connaissons, nous ne voulons connaître qu'une bonne bière, celle qui est fabriquée avec de l'orge et du houblon, et c'est parce que les brasseurs allemands, pour masquer les défauts de leurs produits, sont obligés de recourir à l'acide salicylique, qui est un poison, et que les tribunaux bavarois condamnent eux-mêmes, que nous ne cesserons de dire à nos compatriotes :

Ne buvez pas de bière allemande ; ne mettez plus les pieds dans les établissements où l'on vend de la bière allemande.

10 septembre 1886.

X

Savants... amateurs. —Réponse d'un chimiste.—Accidents divers: troubles du cerveau, bourdonnements d'oreilles, douleurs de tête, etc. — L'acide salicylique du commerce. — Les travaux de M. Pasteur. — Notes d'un médecin. — L'opinion des professeurs Oulmont et Gubler. — Véritables empoisonnements. — Le *Figaro* conspue la bière allemande. — Démonstration faite.

Le *Petit Journal*, qui publiait ces jours derniers une lettre de MM. Barral fils, exaltant les vertus non pareilles de l'acide salicylique, a compris que l'autorité scientifique de ces messieurs n'était guère de nature à contrebalancer celle des savants illustres qui, comme MM. Pasteur, Wurtz, Gallard, Bouley, etc., proscrivent cette drogue, et, hier, il opposait aux affirmations de MM. Barral fils, une sorte de consultation, signée par un chimiste distingué, dont nous nous empressons de placer le texte sous les yeux de nos lecteurs.

« Paris, 9 septembre 1886.

« Monsieur le directeur,

« J'ai lu attentivement la lettre de MM. Barral. Il est impossible d'accepter des conclusions aussi élastiques.

« *Le gouvernement a sagement agi en interdisant l'introduction de l'acide salicylique dans les substances alimentaires ;* si certains tempéraments peuvent supporter impunément l'usage quotidien de boissons mutées à l'aide de cet agent, il n'est pas du tout prouvé qu'il en soit ainsi pour tout le monde.

« *L'acide salicylique et ses composés sont loin d'être aussi inoffensifs qu'on veut bien le faire croire.* Ce sont, au contraire, des médicaments très actifs. Pour s'en convaincre, il suffit d'interroger les personnes qui, d'après l'ordonnance de leur médecin, ont fait usage du salicylate de soude comme antirhumatisant. Chez certains sujets, à la dose d'un gramme, *il produit des troubles du cerveau, des bour-*

donnements d'oreille, des douleurs de tête, une excitation considérable.

« Légalement, les vins salicylés sont des vins *falsifiés*, parce qu'ils contiennent une substance étrangère qui n'existe pas naturellement dans le produit de la vigne.

« Si l'on admet qu'ils possèdent une vertu curative, ils devront alors être considérés comme médicaments et régis par la loi de germinal an XI, qui règle l'exercice de la pharmacie en France.

« Je ferai, de plus, observer qu'*il peut être dangereux* de prendre un médicament pendant longtemps, même à très petite dose, sans avis préalable d'un médecin.

« L'acide salicylique ne se prépare plus en oxydant l'essence de reine-des-prés ; cela reviendrait beaucoup trop cher. La chimie a fait des progrès, depuis la découverte de Piria et *celui qu'on essaye de nous faire consommer provient tout simplement d'une transformation de l'acide phénique, ou phénol, retiré du goudron de houille.* Son prix est descendu à environ 15 ou 20 francs le kilog.

« En tous cas, admettre l'introduction d'une

substance étrangère aux produits alimentaires, sous le prétexte de les conserver un peu plus longtemps et de leur donner une vertu curative bienfaisante, serait une théorie bien dangereuse : car, dans ce cas, il n'y aurait pas de raisons pour s'en tenir seulement à l'acide salicylique, *dont on dépasse souvent la dose de 12 à 15 grammes par hectolitre*. Il faudrait aussi admettre les additions d'acide borique, d'alun, qui auraient une vertu curative pour les gosiers sensibles. Chacun pouvant alors appliquer sa petite recette en toute liberté, *où s'arrêterait-on ?*

« J'ai fait beaucoup d'analyses de vins ; ils sont bien rarement salicylés (ceux de provenance étrangère sont soumis à l'examen de la douane), et je puis affirmer que les négociants qui sont tous fort soucieux de la réputation de leur maison, *n'admettent pas plus l'acide salicylique que la fuchsine.*

« Ce produit n'est du reste le plus souvent employé *que pour maintenir à peu près en état des vins mouillés ou mal préparés.*

« Au lieu d'aller chercher dans les dérivés du goudron de houille des substances conservatrices *plus ou moins toxiques*, il est bien plus simple de se servir des beaux travaux de M. Pasteur sur le vin et la bière, et d'appliquer les méthodes inoffensives et efficaces indiquées par ce savant éminent pour la conservation de ces liquides.

« ED. BOUILHON, *chimiste*. »

A l'opinion de M. Bouilhon, qui est celle de tous les savants sérieux, nous pouvons ajouter celle d'un médecin distingué qui nous a communiqué des notes intéressantes sur l'acide salicylique, et qui affirme que cet acide peut déterminer des accidents graves et un véritable empoisonnement, *même à très petite dose*, chez certains sujets.

Oulmont a constaté de la diarrhée et des vomissements lorsqu'il dépassait un gramme en vingt-quatre heures.

Gubler, le savant professeur de la Faculté de Paris, a vu survenir des vomissements, même à la faible dose de 25 centigrammes.

Les troubles qu'on observe du côté du tube digestif après l'ingestion de certaines bières allemandes (diarrhées, vomissements, sueurs froides, spasmes, etc.) sont dus, déclare notre docteur, à l'action de l'acide salicylique, et c'est encore à cet acide qu'il faut attribuer la sensation de sécheresse, parfois de brûlure légère, avec salivation abondante, qui succède souvent à l'ingestion.

En feuilletant dans mes observations, dit encore l'auteur des notes que nous parcourons, j'ai trouvé le cas de plusieurs malades qui ont présenté de véritables symptômes d'empoisonnement après l'administration de très faibles doses d'acide salicylique prescrites par des dentistes.

Si l'on ajoute à tout ce que l'on sait déjà que l'acide salicylique du commerce, celui dont se servent les brasseurs allemands, est tout à fait impur, c'est-à-dire bien plus dangereux encore que celui qui est employé dans la thérapeutique, on imagine aisément les ravages qu'il doit faire chez les buveurs de bière allemande.

Quant à la preuve que cette bière est falsifiée au moyen de l'acide salicylique, elle n'est plus à faire. Hier encore, le *Figaro*, parlant de la procédure actuellement suivie à l'égard des bières qui arrivent à Paris, disait :

« Il s'est trouvé que les bières reconnues comme fraudées au moyen du salicylate étaient ces *excellentes bières allemandes*, si à la mode aujourd'hui et qui ont presque partout détrôné nos bières françaises. »

Toute négation est désormais impossible, et puisqu'il est absolument démontré, d'une part, que la bière allemande est salicylée, d'autre part, que l'acide salicylique est un poison, nous aimons à croire que nos compatriotes, et plus spécialement les Parisiens, renonceront définitivement à cette bière, pour ne plus boire que de la bonne, pure et loyale bière française, qui n'est pas salicylée, et qui, nous expliquerons un jour pourquoi, n'a pas besoin de l'être.

13 septembre 1886.

XI

Une pièce nouvelle au dossier. — Le docteur Philippe Maréchal et l'*Echo de Paris*. — Après quelques bocks de « cette
excellente bière de Munich ». — Toute bière chargée d'a-
cide salicylique, même à très faible dose, est dangereuse.
— Précautions des médecins. — J'y ai renoncé. — Le poison s'accumule et détermine tout à coup des accidents
toxiques graves. — Si celui des pharmacies n'est pas pur,
que doit être celui qu'emploient les brasseurs allemands?
— Les signes révélateurs. — Opinion des professeurs Monier, Empis, Jaccoud, Watelet, etc. : « la mort peut survenir dans les plus épouvantables douleurs crâniennes. »
— Et maintenant, lecteurs, buvez de la bière allemande...
— La science et le patriotisme.

Chaque jour apporte une pièce nouvelle au
dossier que nous avons ouvert à l'acide salicylique, avec lequel les Allemands empoisonnent
les bières qu'ils nous expédient.

Avant-hier, nous reproduisions une lettre très

précise d'un chimiste distingué, M. Bouilhou, et nous y ajoutions des observations de divers savants, notamment de MM. Oulmont et Gubler ; aujourd'hui, nous trouvons dans l'*Echo de Paris* un article de son collaborateur scientifique, le docteur Ph. Maréchal, que nos lecteurs nous sauront gré de reproduire dans ses parties principales :

« L'ACIDE SALICYLIQUE

« Il vous est arrivé maintes fois, lecteurs, après avoir bu deux ou trois bocks de cette « excellente bière de Munich », de sentir comme un poids douloureux au niveau de l'estomac ; en même temps, vos idées devenaient confuses : une sueur froide perlait à votre front, votre vue était moins nette et souvent les objets dansaient devant vos yeux ; un sentiment de vertige vous envahissait ; c'était comme une sorte de lassitude générale et d'écœurement ; enfin, presque constamment, vous entendiez des sifflements et des bourdonnements pénibles et persistants.

« Si vous aviez pris cette bière le soir, votre sommeil était de plomb, entrecoupé de cauche-

mars, et le matin, au réveil, votre langue était
sèche, votre gorge brûlante et vous vous trou-
viez en proie à un violent mal de tête, qui ne se
dissipait que dans la journée.

« Sachez-le : vous avez éprouvé là les symptômes d'un véritable empoisonnement par l'a-
cide salicylique, qui se trouvait à forte dose
dans l' « excellente bière » de nos bons amis les
Allemands. Ces peu scrupuleux industriels, dans
la crainte de voir leurs bières fermenter dans le
long trajet qu'elles ont à subir avant d'arriver
dans nos murs et d'être livrées à la consommation sur les boulevards, n'ont pas trouvé de
meilleur procédé antifermentescible que de les
additionner d'une abominable et dangereuse
drogue, disons le mot, d'un véritable poison.

« Sur 344 échantillons de bières analysées
pendant le seul mois d'août dernier, 107 contenaient de l'acide salicylique, et ces bières
étaient pour la plupart de provenance allemande.

« Or, toute bière chargée d'acide salicylique,
même à très faible dose, est dangereuse ; et
chez certains individus, particulièrement chez
ceux dont les reins sont altérés et ne peuvent

qu'imparfaitement éliminer le poison, elle peut déterminer des symptômes graves d'empoisonnement.

« Les médecins le savent bien et chaque fois qu'ils ont à prescrire l'acide salicylique ou le salicylate de soude, ce n'est qu'après s'être livrés à une minutieuse enquête sur l'état des organes de leurs malades qu'ils se décident à formuler.

« Souvent même, malgré cette précaution, il arrive que le malade est pris d'accidents que seule fait cesser la suppression du médicament prescrit la veille à des doses minimes.

« L'acide salicylique ne peut et ne doit servir qu'en médecine, et même, dans l'art de guérir, son maniement exige la plus grande prudence. J'en appelle au souvenir de tous mes confrères, à la plupart desquels, j'en suis sûr, il a causé quelque désagrément ; que de fois le malade est venu se plaindre à eux de mal de tête, de bourdonnements, de nausées, après l'ingestion d'un malheureux gramme de salicylate de soude destiné à calmer quelque douleur rhumatismale.

« Il y a longtemps que, par goût d'abord, mais surtout par crainte d'accidents sérieux et d'empoisonnement possible, le signataire de ces lignes a renoncé prudemment à toute bière d'outre-Rhin et s'est voué à la bière nationale, seule véritablement inoffensive.

« La dose maxima de l'acide salicylique est de un gramme à un gramme et demi. Une fois introduit dans l'économie, il ne s'élimine que lentement par les reins et l'on en retrouve encore des traces dans l'urine plus de trois jours après l'administration du médicament.

« On conçoit, d'après cela, que chez les vieillards et chez tous les individus dont les reins fonctionnent mal, *l'acide salicylique ne peut s'éliminer, et si l'individu est soumis à de nouvelles doses, si, par exemple, il s'abreuve journellement d'une bière salicylée, le poison s'accumule et détermine tout à coup des accidents toxiques graves.*

« Je parle ici de l'acide salicylique chimiquement pur : on a prétendu que l'acide salicylique de nos meilleures pharmacies n'était pas absolument pur. *Jugez de ce que doit être celui que les brasseurs allemands mettent dans les bières qu'ils nous expédient, et quels effets produit sur l'organisme tout entier, mais surtout sur le cer-*

veau, l'estomac et le cœur, une boisson chargée d'acide salicylique, de soude et de phénol !

« Voici maintenant par quels signes se révèle l'empoisonnement dû à l'acide salicylique. Ceux de mes lecteurs qui ont de la prédilection pour les « excellentes bières allemandes » me sauront peut-être gré de leur exposer quelques-uns des symptômes — maintes fois déjà ressentis — grâce auxquels ils reconnaîtront que leur heure est proche.

« Ce sont d'abord des bouffées de chaleur et de rougeur au visage, des troubles de la vue, des vertiges, des bourdonnements et des sifflements d'oreille, un violent et persistant mal de tête, qui aboutit à la longue à de l'hébétude et à un véritable abrutissement.

« Le professeur Gubler a vu survenir des vomissements, même à la faible dose de *vingt-cinq centigrammes.*

« Le même éminent maître cite un cas de paralysie de la moitié du corps, dû à ce médicament.

« *La MORT même peut survenir assez rapidement après l'ingestion de faibles doses d'acide salicylique* (MONIER, EMPIS, JACCOUD, WATELET,

etc.) ; elle s'accompagne alors d'un délire violent, et *l'individu succombe dans les plus épouvantables douleurs crâniennes.*

« Et maintenant, lecteurs, buvez des bières
allemandes ; vous saurez du moins ce que vous
faites et à quoi vous vous exposez.

« Dr Ph. Maréchal. »

Cette nouvelle consultation est trop précise,
trop formelle, trop concluante, pour que nous
songions à y ajouter un seul mot. Les dangers
de l'acide salicylique, et partant, des bières allemandes, qui, toutes, en sont saturées, sont,
désormais, si abondamment démontrés qu'il serait oiseux d'insister.

La science et le patriotisme s'unissent donc
pour proscrire la bière d'outre-Rhin, et nous
avons la certitude que les avertissements de la
première seront entendus par ceux qui pourraient rester sourds à la voix du second.

Aucun Français ne doit plus commettre la
sottise de s'empoisonner avec de la bière allemande.

15 septembre 1886.

XII

Réunion de la commission de contrôle du laboratoire municipal. — MM. le docteur Chautemps, Richard, Jacques et Levraud. — Les actes du laboratoire approuvés.
— Invitation à poursuivre.

La commission de contrôle du laboratoire
municipal s'est réunie à la préfecture de police
pour examiner la question que nous avons soulevée dans la presse au sujet des bières allemandes additionnées d'acide salicylique, et des
périls graves que présentent pour la santé publique ces dangereuses boissons.

M. le docteur Chautemps présidait la réunion, à laquelle assistaient : MM. Jacques,
Richard, Levraud, conseillers municipaux, Girard, directeur du laboratoire, et Lozé, secrétaire général de la préfecture de police.

Après une longue discussion, la commission a entièrement approuvé les actes du laboratoire, et a décidé qu'il y avait lieu de poursuivre énergiquement les industriels qui livrent à la consommation des bières salicylées.

Nous étions d'avance persuadés que les honorables membres de la commission de contrôle ne se laisseraient pas influencer par les défenseurs de l'acide salicylique, et qu'ils n'hésiteraient pas à condamner catégoriquement l'emploi de ce poison.

21 septembre 1886.

XIII

Nos confrères nous font l'honneur de nous suivre. — Le docteur Daremberg et le *Journal des Débats*. — Vérité admise par tous les médecins. — Les bonnes bières n'ont pas besoin d'acide salicylique. — Bières trop jeunes. — Les progrès de la chimie et l'avidité de l'industrie. — Henri Rochefort et l'*Intransigeant*. — Les émules de la Brinvilliers. — Détruisez la bière empoisonnée. — M. Jules Léveillé, professeur à la faculté de droit de Paris et le *Temps*. — Le chef du parquet n'est pas désarmé. — Le droit et le devoir de l'administration. — La responsablité des débitants. — La responsabilité des brasseurs étrangers. — L'expédition des denrées insalubres tombe sous le coup de la loi pénale. — Les tribunaux françaie sont compétents. — Versée au ruisseau. — Les empoisonneurs allemands avertis. — Que tout le monde fasse son devoir !

C'est avec une satisfaction profonde que nous voyons la plupart de nos confrères entrer dans la voie que nous avons eu l'honneur d'ouvrir, et décupler ainsi les effets, désormais inévita-

6

bles, de la campagne que nous menons depuis près de six semaines contre les bières allemandes, qui, de Munich, de Mannheim, de Nuremberg, de Francfort et d'ailleurs, nous arrivent empoisonnées par l'acide salicylique.

A l'*Echo de Paris*, à la *France*, au *Matin*, au *Petit Journal*, à la *Petite République Française*, au *Cri du Peuple*, au *Temps*, au *National*, au *Paris*, à d'autres que nous oublions certainement — ce dont nous les prions de nous excuser — nous pouvons ajouter le *Journal des Débats* et l'*Intransigeant*.

Sans sortir de la modération qui lui est habituelle, le *Journal des Débats*, par la plume autorisée du docteur G. Daremberg, établit que l'acide salicylique, employé par les brasseurs allemands, menace gravement la santé publique.

« L'acide salicylique, dit le docteur Daremberg, n'est pas un produit inoffensif pour la santé. Il est employé pour la conservation des bières à la dose de 20 à 30 centigrammes par litre; de sorte qu'un individu, buvant moyennement trois litres de bière par jour, absorbe au moins 60 centigrammes d'acide salicylique quo-

tidiennement. Or, il est absolument démontré
que cette faible dose est nuisible à toutes les
personnes ayant des affections des reins et du
foie, et aussi à tous les vieillards indistincte-
ment, parce que, chez eux, l'acide salicylique
ne s'élimine plus par les reins et le foie, qu'il
s'accumule dans l'économie et amène rapidement des accidents ; c'est là une vérité admise
par tous les médecins.

« ... En tout cas, il nous semble absolument
inadmissible que l'on mette des médicaments
énergiques dans les aliments ; les marchands de
bière ou de conserves ne peuvent pas se transformer en pharmaciens. Et, à notre avis, on ne
pourrait introduire dans les denrées alimentaires que des substances faisant partie des
tissus ou du sang humain, tels que les chlorures,
les phosphates, les sulfates, les nitrates. Celles-
là seules peuvent être supportées par tout le
monde. Or, jamais l'acide salicylique n'a été
trouvé dans le corps humain, à moins qu'on
ne l'y ait introduit. »

Après avoir démontré que les brasseurs n'auraient pas besoin d'avoir recours à l'acide salicylique pour conserver leurs bières s'ils ne les

livraient à la consommation que complètement faites, c'est-à-dire ayant fermenté lentement pendant quatre à six mois, au lieu d'expédier des bières jeunes qui n'ont fermenté que pendant un mois, le docteur Daremberg conclut ainsi :

« Que les brasseurs gagnent un peu moins d'argent, cela importe peu. Une seule chose est nécessaire, c'est que les progrès de la chimie et l'avidité de l'industrie ne deviennent pas des dangers pour la santé publique. »

Avec sa verve redoutable, Henri Rochefort s'indigne, dans l'*Intransigeant*, de l'inaction du parquet, qui, jusqu'ici, avait purement et simplement rendu aux expéditeurs leurs bières saisies sur les indications du laboratoire municipal.

« On voit bien, dit-il, que la plupart de ces liquides mortifères nous arrivent de cette Allemagne qu'on tient à ménager, fût-ce aux dépens de notre santé. Comment ! on met sous les yeux de la justice des matières toxiques, dont le chimiste attaché au laboratoire municipal de Paris démontre tous les dangers ; et, au lieu de saisir ces colis délictueux et de faire un

procès aux empoisonneurs, ladite justice continue à se croiser les bras !

« Elle pousse même la longanimité encore
plus loin : elle retourne simplement au fabricant de poison les produits de son industrie,
sous prétexte qu'étant presque tous étrangers,
ces émules de la Brinvilliers échappent à la loi
française! Voilà une façon nouvelle de protéger
la santé publique. »

Et reprenant pour son compte l'argument
que nous avons employé dans un de nos précédents articles. Henri Rochefort ajoute :

« Mais en admettant même qu'on ne traîne
pas en police correctionnelle les expéditeurs et
les destinataires, leurs complices, est-ce que
lorsqu'on a constaté la présence de la fuchsine
dans une pièce de vin, on ne la vide pas publiquement dans le ruisseau? Renvoyer la bière
empoisonnée à l'empoisonneur, c'est l'inviter à
nous la réexpédier à un autre point cardinal.
D'où vient que le procureur de la République
hésite à défoncer sur le trottoir et à laisser couler dans la rue les fûts de bière dans lesquels
on a découvert cet acide salicylique dénoncé
par le laboratoire municipal? Dans quel but le

6.

parquet s'associe-t-il avec les négociants en matières toxiques qui travaillent à nous détruire
les intestins ? »

Et ce n'est pas là une boutade. Ce n'est pas
seulement Rochefort, en effet, ce ne sont pas
seulement mes confrères et moi-même qui
croyons que le parquet aurait pu, dans cette
question, prendre une autre attitude. C'est encore d'éminents jurisconsultes, et voici, par
exemple, l'opinion que vient d'exprimer, dans
le *Temps*, M. Jules Léveillé, le savant professeur
à la Faculté de droit de Paris :

« Le chef du parquet aurait répondu (à un
destinataire) qu'il était désarmé vis-à-vis des
brasseurs étrangers, qui n'avaient point opéré
sur notre territoire. Je ne partage pas le sentiment de M. le procureur de la République, et je
crois qu'il aurait pu défendre plus strictement
contre des manipulateurs trop hardis la pureté
de la bière et les principes du droit.

« Je pars de cette donnée que des comités
scientifiques dont l'impartialité est incontestable
ont, à diverses reprises, proclamé dans ces derniers temps que l'acide salicylique ne conser-
vait les liquides qu'à la condition d'y être intro-

duit à dose élevée, c'est-à-dire à *dose toxique*. Je souligne, de plus, ce détail que, d'après ces mêmes comités, les bières salicylées sont particulièrement nuisibles aux consommateurs qui ont le rein ou le foie altéré. Cette constatation émane d'hommes éminents, MM. Wurtz, Pasteur, Brouardel.

« De cette constatation technique je tire immédiatement la conséquence que, dans l'intérêt de la santé publique, *l'administration a le droit et le devoir d'entraver la circulation de boissons aussi dangereuses. Le salicylage des bières est une industrie malsaine qu'il faut troubler au plus vite et qu'il faut détruire, s'il est possible, par des moyens décisifs.*

« Je crois spécialement deux choses : 1° la responsabilité des débitants est plus étroite que ne l'affirme M. le procureur ; 2° *la responsabilité des brasseurs étrangers est plus engagée que ne l'estime l'honorable magistrat.* »

Le savant professeur discute ensuite longuement la question de droit, et voici de quelle façon nette, claire et catégorique se termine sa consultation :

« *L'expédition des denrées insalubres, voilà*

en résumé le fait qui tombe et qui doit tomber sous le coup de la loi pénale, car c'est le seul fait qui puisse compromettre la santé publique. Eh bien, les fabricants étrangers ont opéré l'expédition des fûts contaminés ; ils les ont livrés, et livrés en France, soit à des destinataires définitifs qui les avaient achetés, soit à des consignataires chargés de les exposer en vente. *Dans les deux cas, le délit existe au point de vue français, il s'accomplit en France;* NOS TRIBUNAUX SONT DÈS LORS COMPÉTENTS.

« Si la thèse que je présente là est correcte — et je crois avoir respecté l'esprit de la loi sans en avoir violé le texte — les conséquences pratiques s'en déduisent aisément. Le jugement n'entraînât-il contre les brasseurs allemands, autrichiens ou anglais aucune condamnation corporelle susceptible d'exécution, il sortirait du moins un effet sérieux quant à la marchandise elle-même : *la marchandise serait confisquée et versée au ruisseau; elle ne serait plus naïvement retournée de Paris à ses producteurs pour fournir à des producteurs peu scrupuleux le moyen d'empoisonner ailleurs des consommateurs crédules ou mal gardés;* détruite sur place, la marchandise ne trouverait de consommateurs nulle part. De plus, les contrats relatifs à ces liquides malfaisants seraient, au point de vue civil ou commercial, entachés d'une nullité absolue, d'une nullité d'ordre public; nos magistrats consulaires ne pourraient faire état d'une transaction dont l'objet serait une marchandise viciée; *ils ne pourraient, par exemple, contraindre au payement les acheteurs des fûts salicylés;* notre législation ne valide pas les marchés dont la cause est illicite.

« Dès que les fabricants exotiques de bières malsaines sauront qu'en France, grâce à la vigilance des tribunaux, grâce à la fermeté des administrations, ils courent des risques positifs : *condamnations personnelles, confiscation des envois, refus d'action en justice contre les destinataires*, ils renonceront à une industrie qui, jusqu'à présent, a été dangereuse pour nous, et qui désormais deviendrait dangereuse pour eux. »

La justice n'a plus, désormais, qu'à donner aux verdicts de la science la sanction de ses arrêts. Les savants condamnent, comme toxique, la bière que les Allemands nous envoient, c'est aux magistrats, maintenant, à ordonner sa destruction, et à prononcer contre ceux qui la mettent en vente les peines portées par la loi contre les empoisonneurs publics.

Si tout le monde fait son devoir, et si les consommateurs savent se montrer soucieux de leur santé, nous n'aurons bientôt plus rien à redouter du poison allemand.

23 septembre 1886.

XIV

La décision de la commission de contrôle du laboratoire
municipal. — Constatations. — La commission ap-
prouve le préfet de police et le chef du laboratoire. —
Une délégation chez le ministre de la justice. — MM.
Chautemps, Levraud et Emile Richard, délégués.

Nous avons reçu la communication suivante,
qui confirme ce que nous avons déjà dit de la
réunion de la commission de contrôle du laboratoire municipal :

« La commission de contrôle du laboratoire
municipal s'est réunie le 18 septembre, à la
préfecture de police, pour examiner les questions qui se rattachent aux procès-verbaux
dressés contre les importateurs de bières salicylées.

« Etaient présents : MM. Chautemps, président de la commission ; Jacques, Levraud et Emile Richard, conseillers municipaux ; M. Girard, directeur du laboratoire, et M. Lozé, secrétaire général de la préfecture de police, assistaient à cette réunion.

« La commission a d'abord constaté que la prohibition de l'emploi de l'acide salicylique et des salicylates, pour conserver les produits alimentaires, liquides ou solides, a été ordonnée à la suite d'avis réitérés du comité consultatif d'hygiène, émis dans les séances des 29 octobre 1877. 15 novembre 1880, 14 août 1882 et 3 juin 1883.

« Une circulaire de M. Tirard, ministre du commerce, datée du 7 février 1881, a ordonné aux préfets de prendre des arrêtés défendant l'introduction de cet acide et de ses sels, à quelque dose que ce fût, dans les denrées alimentaires, et de traduire devant les tribunaux correctionnels les contrevenants. Une seconde circulaire, signée de M. Hérisson, et datée du 30 janvier 1884, a renouvelé cette interdiction, et rappelé aux préfets d'avoir à tenir la main à ce que les dispositions

de leurs arrêtés soient sévèrement observées.

« La commission a constaté, en outre, que
de très nombreuses poursuites, suivies de condamnations, ont été intentées par le parquet
de la Seine, depuis 1881, contre les débitants
de vins et de bières, épiciers et marchands de
denrées alimentaires, pour mise en vente de
produits salicylés.

« A l'unanimité, elle a approuvé le préfet de
police et le chef du laboratoire municipal d'a-
voir essayé de remonter aux véritables auteurs
de ces sophistications dangereuses pour la santé
publique, en faisant opérer des prélèvements
sur les expéditions de bières françaises et étrangères, et en transmettant au parquet les résultats des constatations faites en gare ou chez les
entrepositaires.

« La commission a décidé, en outre, à la
majorité, qu'une délégation de ses membres
serait chargée de se rendre près du ministre
de la justice pour lui demander d'agir sur le
parquet de la Seine, pour qu'il poursuive les
expéditeurs et entrepositaires de bières salicylées aussi bien que les débitants qui, dans la

7

majeure partie des cas, ont ignoré la nature des produits qu'ils mettaient en vente.

« MM. Chautemps, Levraud et E. Richard ont été désignés pour faire partie de cette délégation. »

23 septembre 1886.

XV

Une lettre du docteur Chautemps à la *Justice*. — Un petit
fils de Colbert. — Raison d'hygiène et raison de justice.
— Comme M. Jourdain. — Dose quotidienne. — Les
détaillants condamnés à la place du fabricant. — Le parquet impitoyable pour les petits se dit désarmé contre les
gros. — La commission conférera avec le ministre de la
justice.

M. le docteur Chautemps, conseiller municipal de Paris, président de la commission de
contrôle du laboratoire municipal, a écrit la
lettre suivante à la *Justice* :

« La *Lanterne*, dans son article d'hier, démontre que je suis un petit-fils de Colbert. Je
ne me connaissais pas des ancêtres aussi illustres; mais, dans un pays républicain, la généa-
logie importe peu et je vais droit au fait.

« Les critiques de la *Lanterne* me viennent

de ce que la commission de contrôle du laboratoire municipal a nettement approuvé la conduite tenue par M. le chef du laboratoire à l'égard des bières salicylées ; or, nous avions, pour encourager M. Girard à persévérer dans la voie où il vient d'entrer, deux excellentes raisons : l'une d'hygiène et l'autre de justice.

« La raison d'hygiène, c'est que l'acide salicylique et le salicylate de soude sont des médicaments actifs et dangereux, qui peuvent, chez les sujets dont les reins fonctionnent mal, et par conséquent chez presque tous les vieillards, déterminer des accidents graves. Que de gens font de la néphrite comme le personnage de Molière faisait de la prose, c'est-à-dire sans le savoir !

« C'est une question de dose, dit-on ; à cela je réponds que les bières salicylées contiennent un minimum de 25 à 30 centigrammes d'acide salicylique ou de salicylate de soude par litre, et que bon nombre de buveurs de bière consommeraient ainsi chaque jour un demigramme de l'un ou l'autre de ces produits.

« Quel est le médecin qui osera prétendre que cette dose, répétée chaque jour pendant un temps indéfini, ne sera pas fatale aux gens les plus robustes? Et si vous autorisez l'acide salicylique dans la bière, vous l'autoriserez dans le beurre, le lait, le vin, dans tous les aliments : vous arriverez de la sorte à faire prendre chaque jour et toute l'année, à chaque Parisien, la dose que le médecin ne prescrit qu'avec la plus extrême circonspection, et pendant un temps très limité.

« Que les défenseurs du salicylage n'invoquent pas l'exemple des buveurs d'Allemagne : la quantité d'acide salicylique d'une bière est en raison directe de sa mauvaise qualité et du chemin qu'on veut lui faire parcourir. Les bières allemandes *que l'on boit de l'autre côté du Rhin* ne sont pas salicylées.

« Mais j'ai de plus invoqué en faveur de la campagne qui est actuellement poursuivie par le laboratoire une raison de justice. En effet, ce n'est pas d'hier que datent les préoccupations du laboratoire à l'égard de l'acide salicylique ; mais c'étaient les détaillants qui étaient condamnés, alors que le fabricant, c'est-à-dire le vrai coupable, s'enrichissait en toute sécurité. La préfecture de police et le laboratoire ont enfin compris — beaucoup trop tard, à mon avis — que c'était dans les gares qu'il fallait analyser les bières, *à leur arrivée d'Allemagne* et d'ailleurs. On sait ce qui est advenu. Le parquet, qui a été impitoyable à l'égard des petits, s'est considéré comme désarmé à l'égard des gros. C'est une question sur laquelle la commission de contrôle du laboratoire municipal a résolu d'aller prochainement conférer avec M. le ministre de la justice.

« Dr E. Chautemps. »

24 septembre 1886.

XVI

Nouvel adhérent. — Opinion du *Soleil*. — On nous empoisonne
avec la bière étrangère. — Est-ce que l'on y met tant de
façons quand il s'agit de produits indigènes ? — C'est
justice de saler ceux qui jouent avec la santé publique ?
— Détruire impitoyablement, ou mieux ne plus boire de
bières étrangères. — Le bon sens et l'hygiène publique
réclament impérieusement des poursuites.

Chaque jour amène un nouvel adhérent
à notre campagne contre les bières allemandes,
qui, l'analyse l'a démontré, sont empoisonnées
par l'acide salicylique. Aux quinze journaux parisiens que nous citions hier, en en oubliant,
nous pouvons ajouter le *Soleil*, qui vient de
publier sur ces dangereux liquides un article
que nous regrettons de ne pouvoir publier en
entier.

Après avoir constaté que « les bières salicylées, dont la plupart nous viennent d'Allemagne, sont signalées comme extrêmement
insalubres par le Laboratoire municipal », le
Soleil ajoute :

« M. Daremberg, dans le *Journal des Débats*,
faisait remarquer, il y a quelques jours. que
l'acide salicylique et les salicylates, étant des
médicaments très énergiques, pouvaient en-
gendrer, dans l'économie des plus robustes,
des désordres très graves. Or, il paraît que
dans la plupart des bières qui nous viennent de
l'étranger, la proportion des salicylates est
considérable, c'est-à-dire qu'on nous empoisonne avec la bière, comme avec les alcools
industriels qui ont augmenté, d'une façon dé-
sespérante, depuis quelque temps, les cas
d'alcoolisme et de folie. Jadis, la commission
l'a reconnu, des poursuites ont été exercées
par le parquet de la Seine contre les marchands de denrées alimentaires et de boissons
qui mettaient en vente des produits salicylés.
Aujourd'hui, lorsque les boissons viennent
du dehors, le parquet en ordonne, paraît-il, le
retour à l'expéditeur qui saura, comme pour

les salaisons américaines, les faire rentrer par une autre voie. Pourquoi cette manière de faire? Est-ce que l'on y met autant de façons, quand il s'agit de produits indigènes?

« Il n'y a pas de jour que les inspecteurs des halles et marchés ne fassent saisir des centaines de kilogrammes de poissons avariés, de légumes pourris, etc. Les falsificateurs du lait, quand ils sont pris, passent en police correctionnelle, comme les marchands de vins frelatés, et sont condamnés à la prison et à l'amende. Certes, on n'a pas tort, et c'est justice de saler, quand l'occasion s'en présente, quiconque joue avec la santé publique et grossit ses recettes en la compromettant. Ceux-là auront beau crier et tenter de se justifier par tous les moyens, ils n'en font pas moins métier malhonnête, que toutes les subtilités invoquées n'excuseront jamais. *Pourquoi donc en serait-il autrement pour les bières qui nous arrivent saturées de poison?* Les retourner à l'expéditeur n'est pas autre chose qu'une mauvaise plaisanterie. Est-ce qu'on rembourse aux marchands le prix du poisson pourri? Je ne le pense pas. Donc, il n'y a pas d'autre moyen

7.

efficace que de détruire impitoyablement tout
ce qui est mauvais.

« *Il y en aurait un autre plus efficace encore
et plus désirable, ce serait de ne plus boire de
bières étrangères;* mais le buveur de bière est
aussi incorrigible que le buveur d'alcool, et ce
n'est pas le spectre de l'empoisonnement qui
l'empêchera de boire. La chose paraît cependant assez grave pour qu'il ne soit pas tenu
compte de ses préférences, et pour qu'une délégation des membres de la commission s'adresse
au ministre de la justice et lui demande de
donner des instructions aux parquets, afin qu'ils
entravent cette fraude dangereuse, en exer-
çant contre les expéditeurs, entrepositaires et
débitants de bières reconnues salicylées, des
poursuites que le bon sens réclame et que
l'hygiène publique exige impérieusement. »

Nous continuerons ces citations, car il est de
toute nécessité que le lecteur comprenne, devant l'unanimité de la presse, que la question
que nous avons soulevée est de celles qui intéressent le plus gravement la santé publique.

25 septembre 1886,

XVII

Indifférence affectée. — Rien ne peut plus enrayer la campagne. — Les empoisonneurs allemands effarés. — M. de Bismarck s'émeut. — Démarches du comte Munster, ambassadeur d'Allemagne. — Entrevue avec M. de Freyci* net, président du conseil, ministre des affaires étrangères. — M. de Munster suggère une idée. — L'inaction du parquet serait justifiée. — MM. de Freycinet et Demôle ne méconnaîtront pas les intérêts de la santé publique.

Les Allemands ont d'abord affecté l'indifférence à l'égard de notre campagne contre leurs bières si odieusement frelatées; ils espéraient que nous nous lasserions, que, dans la crainte de fatiguer le lecteur, nous passerions à d'autres sujets, et que la question se trouverait ainsi enterrée, au moins pour un certain temps.

Ces honnêtes empoisonneurs comptaient

sans les encouragements qui nous sont arrivés
de tous côtés et sans l'appui que, petit à petit,
toute la presse a fini par nous donner. Aujour-
d'hui, rien ne peut plus enrayer la campagne :
la toxicité des bières allemandes a été irréfuta-
blement démontrée ; l'opinion publique, éclairée
par les journaux, s'est prononcée avec vigueur
contre l'insouciance du parquet ; des corps
officiels élus, comme la commission de contrôle du Laboratoire municipal, ont décidé
d'insister auprès du ministre de la justice pour
que la loi, qui doit être égale pour tous, soit
appliquée aux falsificateurs étrangers ; de
toutes parts, en un mot, on s'est mis en mouvement, et les brasseurs allemands, dédaigneux
d'abord, cherchent maintenant, effarés, les
moyens de parer les coups qui tombent drus
sur leur criminelle industrie.

Comme il était indiqué, leur première
pensée a été de s'adresser à M. de Bismarck,
et celui-ci, mesurant toute l'étendue du danger
qui menace la brasserie allemande, a immédiatement envoyé des instructions à l'ambassadeur d'Allemagne à Paris, M. le comte
Munster.

Le comte Munster a suivi ces instructions.
Il a fait des démarches. Nous pouvons l'affirmer
sans crainte d'être démentis, et, au besoin,
nous pourrions préciser.

De ces démarches, il est allé rendre compte
au grand chancelier, et il y a quelques jours, en
rentrant à Paris, il a eu avec M. de Freycinet
un long entretien sur les mesures actuellement
prises à l'égard des bières allemandes.

Ce qui a surtout ému l'ambassadeur, c'est la
démarche faite auprès du ministre de la justice
par les conseillers municipaux qui composent
la commission de contrôle, et qui doit avoir
pour effet de mettre sérieusement en mouvement l'action du parquet.

Il a donc instamment exprimé le désir que le
garde des sceaux ne se pressât pas pour donner
des ordres au procureur de la République, et
même, — c'est ici que nous appelons l'attention
du lecteur, — il aurait suggéré l'idée de faire
demander à ce magistrat une sorte de consultation justifiant l'inaction dont le parquet a
fait preuve jusqu'ici.

Nous n'en voulons pas dire davantage aujour-
d'hui, persuadés que nous sommes que ni

M. de Freycinet, ni M. Demôle ne sont dis-
posés à méconnaître les intérêts de la santé
publique et à entraver la mission de la justice
pour être agréables à M. de Bismarck.

26 septembre 1886.

XVIII

L'opinion de la *Liberté*. — Prudente condamnation. — Les
salicylates doivent être exclus de l'alimentation. — Drogue nuisible. — Un bock de liquide benzoylsalicylamique.
— Une sanction.

La liste des journaux qui soutiennent la
même cause que nous s'allonge aujourd'hui
encore d'un nom nouveau.

Nous lisons, en effet, dans la *Liberté :*

« Nous nous sommes déjà occupés de la nécessité de repousser les bières étrangères de
notre consommation ; nous y revenons volontiers aujourd'hui, en raison du bruit qui se fait
autour de la prudente condamnation de la salicylisation de ces boissons, que vient de prononcer M. Girard, l'honorable directeur du
Laboratoire municipal, qui défend avec tant

d'énergie les droits de la santé publique. La salicyne est une innocente glucoside que l'on extrait de l'écorce du saule. L'alchimie l'ayant trouvée docile et soumise, l'a mise à la torture et lui a imposé mille combinaisons malsonnantes. On en a tiré successivement la saligénine, le salicylol, la populine, des salycilates à l'infini, des salicymates sans nombre et autres composés fabuleux. Or, comme l'écorce de tous les saules du monde n'aurait pas suffi à alimenter la voracité des laboratoires, on a cherché un équivalent chimique de l'acide salicylique naturel et on l'a rencontré dans un produit obtenu par la réaction du phénol sur le sodium dans un courant d'acide carbonique.

« Une des propriétés des salicylates est de paralyser dans les liquides la fermentation alcoolique et la fermentation acétique, en vertu d'affinités qu'il serait trop long d'expliquer. L'industrie s'est immédiatement approprié cette substance, qui joue dans certaines actions organiques un rôle de stupéfiant, et elle en a fait divers usages qui sont lucratifs pour elle mais qui ne sont pas exempts de périls pour la santé. On emploie les salicylates en médecine

avec un succès contestable, mais par cela
même que ceux-ci figurent dans le codex, ils
doivent être exclus de l'alimentation où ils ne
sauraient rester neutres. On fait particulièrement un grand usage de cette drogue nuisible
pour faciliter le transport des bières qui viennent de l'étranger et empêcher la fermentation
acétique qui s'y développerait par suite de
l'élévation de température qu'elles subissent du
roulis émulsif auquel elles sont soumises pendant le voyage. Sans avoir besoin de savoir
quelle est au juste l'influence des salicylates
sur le corps humain, il est évident que si
ceux-ci empêchent la bière de travailler, ils la
rendent par cela même d'une digestion plus
difficile et la privent des qualités qui la font le
plus apprécier. Il peut être agréable de prendre
un verre de bonne *cervoise*, fraîche et limpide,
mais il ne saurait y avoir aucun plaisir à avaler
un verre d'un liquide benzoylsalicylamique,
comme on est exposé à le faire quand on
demande un bock dans un café du boulevard.

« M. Girard a donc parfaitement raison de
proscrire absolument les salicylates. On dit

que, ne se sentant pas suffisamment soutenu par l'autorité supérieure, le chimiste de la ville de Paris va demander une sanction scientifique au tribunal de la Seine. »

26 septembre 1886.

XIX

Inquiétudes de la presse allemande. — Un aveu de la *Gazette de Cologne*. — Ne livrez plus aux Français que de la bière pure. — Renoncez, pour quelque temps, à l'emploi des poisons. — Sacrifice indispensable. — Les patriotes français tueront l'exportation allemande. — Les Welches oublient vite ! — Bon empoisonneur doit comprendre à demi-mot. — Les beaux jours de l'acide salicylique sont finis. — Nous n'oublions rien — rien !

La presse allemande fait comme les brasseurs de son pays : elle a feint d'abord d'ignorer notre campagne; mais, devant la continuité de nos attaques, devant l'importance sans cesse grandissante du mouvement dont nous avons le droit de revendiquer l'initiative, elle en est arrivée à ne pouvoir plus cacher ses inquiétudes.

Le sentiment du péril a même arraché à la

Gazette de Cologne un aveu que nous nous empressons d'enregistrer, et sur lequel nous appelons l'attention de ceux de nos compatriotes qui ne seraient pas encore absolument convaincus de la vérité des accusations que, chaque jour, nous portons contre les brasseurs empoisonneurs d'Allemagne.

Dans un de ses derniers numéros, la feuille rhénane constate que la campagne poursuivie dans la presse parisienne contre les bières allemandes est entrée dans une nouvelle phase.

« Les journaux, dit-elle, font maintenant beaucoup de bruit de ce que les bières allemandes contiennent de l'acide salicylique. »

Puis, après avoir reproduit divers extraits d'articles dans lesquels est dénoncée la salicylisation, l'organe bismarckien ajoute, comme conclusion :

« L'impulsion est donnée, et si les brasseurs allemands ne font pas tous leurs efforts pour ne livrer désormais que de la bière pure, le chauvinisme français réussira à faire perdre leur réputation à toutes les bières allemandes. »

N'est-ce point là, comme nous le disions plus haut, un aveu, et un aveu particulièrement significatif? Si la *Gazette de Cologne* exhorte les brasseurs, ses compatriotes, à ne plus livrer que de la « bière pure », c'est évidemment qu'elle sait trop bien qu'ils ne nous expédient que de la bière frelatée.

Traduit en bon français, le langage de la feuille allemande signifie :

« Abandonnez, pour le moment, vos habitudes de sophistication; renoncez, pour quelque temps, à envoyer en France des bières chargées d'acide salicylique, de strychnine, d'acide picrique, de noix vomique, etc.; n'expédiez, jusqu'à nouvel ordre, que de la bière irréprochable, ce que vous n'avez jamais fait jusqu'ici. C'est un gros sacrifice à faire, mais il est indispensable, car, si vous ne vous y résignez, les patriotes qui mènent cette désagréable campagne auront raison de vous et tueront votre exportation. Songez, d'ailleurs, que ce sacrifice nécessaire ne sera pas de longue durée. En ce moment, en France, on a l'œil ouvert; mais les Welches oublient vite : avant peu, leur défiance s'endormira, et alors... alors... Je n'en dis pas plus long... Un bon empoisonneur doit comprendre à demi-mot. »

La *Gazette de Cologne* se trompe.

Les beaux jours de l'acide salicylique sont finis.

Le consommateur français qui sait maintenant, par les déclarations des savants les plus illustres, des PASTEUR, des WURTZ, des GALLARD, des BOULAY, des EMPIS, des JACCOUD, des WATELET, des GUBLER, etc., etc., que l'acide salicylique est un poison et que la bière allemande, qui est salicylée, est, par conséquent, le plus dangereux des liquides, — le consommateur français, disons-nous, finira par renoncer définitivement à cette bière.

Et quant à la facilité d'oubli dont nous gratifie si généreusement la *Gazette de Cologne*, nous en repoussons le mérite.

Nous ne savons plus oublier.

Nous n'oublions rien — rien ! — et les Allemands auront à le constater un jour.

27 septembre 1886.

XX.

Un journal qui se publie en Belgique, qui soutient les Allemands et qui se dit... français. — On nous révèle que la terre est ronde. — Ils emploieront une autre drogue. — Tant qu'on boira, à Paris, de la bière allemande, on y boira du poison. — Les plaintes de la *Norddeutsche Brauerzeitung*. — « Préjudices notables. » — Notre but. — Les brasseries allemandes perdront le débouché de la France. — La réunion des délégués bavarois. — Honnêteté des savants allemands. — Ils reconnaissent que l'acide salicylique est un poison et ils ne l'autorisent que... pour la bière destinée aux étrangers. — Bon pour les Français et pour les nègres de Cameroon. — La bière allemande relève de la toxicologie.

Le dernier numéro de *la Revue universelle de la Brasserie et de la Malterie*, — qui se publie en Belgique et défend avec zèle les intérêts des brasseurs allemands, —contient un certain nombre de choses que nous ne pouvons nous

dispenser de mettre sous les yeux de ceux de
nos lecteurs qui veulent bien suivre, avec quelque attention, notre campagne.

Après avoir spirituellement — ça est gentil,
pour une fois, n'est-ce pas, monsieur le Belge?
— après avoir, disons-nous, spirituellement
constaté que nos confrères et nous-mêmes
sommes atteints de « salicyphobie », l'organe
belgico-allemand s'écrie sur le ton de la com-
misération :

« Piètres savants, qui ignorent que pour remplacer l'acide salicylique il y a des douzaines
d'antiseptiques, *comme le bisulfite de chaux, le
borax,* et sans compter la glace, le meilleur de
tous !

« Si les Allemands n'emploient pas l'acide salicylique, et il y a des journaux de brasserie
allemands et des savants allemands qui le
combattent, *ils emploieront un autre antiseptique.* »

Non, excellent Belge, nous n'ignorons pas
que les Allemands projettent déjà de remplacer
l'acide salicylique par un autre poison, et la
preuve, c'est que nous avons déjà annoncé
nous-mêmes cette substitution. A cela, d'ail-

leurs, nous n'avions pas grand mérite, car nous avions été avertis par un fabricant d'acide salicylique, qui, effrayé des conséquences de notre campagne pour la vente de son produit, nous écrivait (voir notre article du 2 septembre) :

« Aux bières salicylées qu'ils expédiaient en France, les Allemands substitueront des bières contenant de *l'acide picrique* ou de la *strychnine.* »

A quoi nous répondions que l'argument nous touchait peu, persuadés que nous sommes que les chimistes du Laboratoire municipal sauront tout aussi facilement découvrir, dans la bière allemande, l'acide picrique, la strychnine, le bisulfite de chaux, le borax, etc., que l'acide salicylique actuellement traqué.

Mais ce qu'il faut retenir de l'argument, ce qu'il importe de bien mettre en lumière, c'est ce fait que les brasseurs allemands n'ont pas songé, un seul instant, à renoncer à leurs habitudes de sophistication, *et que, forcés d'abandonner désormais l'acide salicylique et les salicylates, ils nous menacent immédiatement d'employer d'autres poisons.*

N'est-ce pas avouer de la façon la plus catégorique qu'ils ne veulent ou ne peuvent suivre le conseil que leur donnait ces jours derniers la *Gazette de Cologne*, les adjurant, au nom des intérêts de l'exportation allemande, de ne nous envoyer désormais que de la « bière pure ? »

Tant, donc, qu'on boira à Paris de la bière allemande, on y boira du poison : ce n'est pas nous seulement qui l'affirmons ; ce sont les Allemands eux-mêmes et leurs avocats qui le proclament.

Outre cet aveu, nous lisons dans la *Revue* la traduction d'un article de *la Norddeutsche Brauerzeitung* dont quelques passages méritent d'être signalés.

Tout d'abord nous y trouvons une constatation qui nous réjouit grandement.

« La tendance de nos voisins de l'Ouest à réduire peu à peu l'importation des produits étrangers à moins que ce ne soient des matières premières nécessaires que le pays même ne possède qu'en quantités insuffisantes, dit ce journal, a provoqué, il y a quelques semaines, contre l'importation des bières, un mouvement fortement appuyé par la presse quotidienne française, *lequel a causé déjà des préjudices notables à la brasserie allemande.* »

Rien, est-il besoin de le dire, ne saurait être plus agréable à notre patriotisme que la certitude de ces « préjudices notables » puisque nous ne poursuivons pas d'autre but, et puisque nous n'avons pas d'autre désir que celui de ruiner l'exportation de la bière allemande en France.

La *Norddeutsche Brauerzeitung* est effrayée des conséquences des mesures maintenant prises en France contre les bières salicylées, et elle fait entendre à ses compatriotes le même langage que la *Gazette de Cologne.*

« De nombreux wagons de bière se trouvent encore sous séquestre dans les gares, dit-elle, et les entrepositaires à Paris attendent avec la plus vive impatience le résultat des analyses. Selon les circonstances, leur existence peut être mise en question par la mise sous séquestre des transports de bière et *les brasseries allemandes perdront le débouché de la France si elles ne renoncent pas à l'addition d'acide salicylique à la bière exportée vers ce pays.* »

Mais ce qu'il y a de plus instructif dans la *Norddeutsche Brauerzeitung*, c'est un compte

rendu de la discussion qui a eu lieu dans la qua-
trième et récente réunion des délégués bavarois, s'occupant de chimie appliquée, sur la
question : « De quelle façon sera-t-il permis à
l'avenir de fabriquer la bière de Bavière? »

« Si les autorités françaises, lit-on dans la
Revue de la Brasserie, reproduisant la feuille
allemande, ont eu connaissance — quelle que
soit la voie par laquelle — (ça est du bon belge,
ça, sais tu, monsieur!) de la discussion dont il
s'agit, nous ne devons pas nous étonner de ce
qu'un pays qui défend chez lui l'emploi de l'a-
cide salicylique, prenne des mesures contre les
bières salicylisées d'importation étrangère,
*attendu que nos propres savants entendent au-
toriser l'addition d'acide salicylique aux bières
d'exportation pour autant seulement que le pays
d'importation la tolère chez lui.* La bière salicy-
lisée devrait être vendue expressément comme
telle et *l'emploi de l'acide salicylique ne devrait
être toléré que pour les bières exportées dans
des pays d'outre-mer.* ENFIN, NOS SAVANTS,
COMME CEUX DE FRANCE, SONT PARTISANS DE LA
PROHIBITION DE L'ACIDE SALICYLIQUE EN BRAS-
SERIE.

« La différence qui existe, sous ce rapport, entre la France et l'Allemagne, consiste en ce que chez nous les propositions, émanant de savants, restent enfouies dans les cartons et ont peu de chance de passer à l'état de loi. En France, par contre, les décisions des savants deviennent immédiatement article de loi, ce qui prouve que chez les Français la science est plus estimée que chez nous. »

Ce qui revient à dire que les savants bavarois, qui proscrivent l'acide salicylique de la bière qui doit être consommée en Bavière, l'autorisent pour celle qui doit être exportée. La santé des Allemands éveille leur sollicitude, mais de celle des étrangers et surtout des Français ils se moquent comme d'une saucisse avariée. Ils nous traitent comme les malheureux nègres du Togo ou de Cameroon que les distillateurs teutons empoisonnent avec les infâmes alcools de pomme de terre, que les populations les plus misérables de l'Allemagne refusent de consommer, et qui, d'ailleurs, sont prohibés par les autorités allemandes elles-mêmes.

Et notez que l'organe allemand ajoute, en citant l'exemple d'une brasserie bien connue,

8.

qu' « il n'est pas nécessaire de recourir à l'acide salicylique pour assurer la conservation de la bière exportée en France ».

D'où nous sommes forcés de conclure, une fois de plus, que si les brasseurs allemands sont, au risque de nous empoisonner, obligés d'employer l'acide salicylique, c'est simplement, uniquement, parce que les bières qu'ils nous expédient sont des bières trop jeunes, des bières dont la fermentation a été insuffisante, des bières fabriquées avec des matières premières de mauvaise qualité, des bières dans lesquelles on a remplacé l'orge et le houblon par les drogues que nous énumérions dans un de nos précédents articles, des bières qui relèvent de la toxicologie, en un mot des bières qui ne peuvent supporter le transport qu'à la condition d'être additionnées, d'être saturées d'un antifermentescible qui n'est autre chose qu'un poison.

28 septembre 1886.

XXI

Les journaux de Paris et des départements. — Opinion du *Progrès de Lyon*. — Les détaillants sont de bonne foi. Le délit est commis en F.ance. — Qu'importe que les brasseurs allemands fassent défaut ? — L'essentiel est qu'on ait le droit de jeter leurs bières au ruisseau. — Si les Parisiens refusent le poison, on l'expédiera aux Marseillais, aux Bordelais, aux Nantais, etc. — *Salus populi, suprema lex esto*! — Jeu de dupes — Débondons les fûts et... à l'égout. — L'*Étoile belge* et le bureau d'hygiène de Bruxelles.

Il n'est pas de jour — nous l'avons déjà dit, mais il nous plaît de le répéter — où nous n'ayons à nous féliciter de l'appui que nous rencontrons chez la plupart de nos confrères. Nous donnions l'autre jour la liste des seize principaux journaux de Paris, auxquels il faut ajouter la *Liberté*, le *Soleil*, etc., qui combat-

tent avec nous les bières allemandes salicylées ;
il nous faudrait, pour être complets, donner
la liste des journaux des départements qui ont
pris, eux aussi, la défense de la santé publique.
Mais cette liste serait si longue qu'il nous est
presque impossible de la dresser, et que, dans
la crainte de trop nombreux oublis, nous pré-
férons nous borner à constater que nos honorables et sympathiques confrères de province
font, comme toujours, vaillamment leur devoir.

Le *Progrès de Lyon*, pour n'en citer qu'un,
mais non des moins importants, s'élève, avec
tous les gens de bon sens, contre l'inaction du
parquet de la Seine.

« Jusqu'ici, dit-il, le procureur de la République du tribunal de la Seine n'a poursuivi que
les débitants de bière salicylée, en quoi il a eu
tort, car le marchand de vin et le maître de
café ne sont pas forcés de savoir s'il entre ou
non du salicylate à dose toxique dans la bière
qui leur arrive de Munich. Les détaillants peuvent être de bonne foi. Le vrai coupable dans
l'espèce c'est le brasseur, c'est le fabricant. Le
parquet dit qu'il est désarmé contre les brasseurs étrangers et qu'il ne peut poursuivre des

empoisonneurs qui habitent l'Allemagne. Est-ce bien sûr? D'après notre code d'instruction criminelle, nos tribunaux nationaux ne peuvent effectivement connaître des délits commis par des étrangers en dehors de nos frontières. Mais ici le délit n'est pas commis hors de chez nous, il est bel et bien commis en France puisqu'il est constaté à Paris et que les bières salicylées de fabrication allemande sont faites pour être consommées sur notre territoire. Pour nous, le délit commence avec l'expédition, et le fait d'expédier, de livrer en France des marchandises frelatées ou contaminées doit tomber sous le coup de la loi pénale.

« Qu'importe après cela que les brasseurs de Munich fassent défaut et que vous ne puissiez, en cas de condamnation, leur mettre la main au collet! *L'essentiel c'est qu'à la suite du jugement qui les aura frappés, vous ayez le droit de défoncer leurs fûts et de jeter leurs bières au ruisseau.* D'abord le débitant serait tranquillisé, puisqu'il ne pourrait être poursuivi à leur requête en paiement de marchandise confisquée par la police française; ensuite, les fabricants se garderaient bien de salicyler leurs bières quand ils sauraient qu'elles ne peuvent plus entrer dans la consommation parisienne. »

Il est clair, en effet, comme le dit le *Progrès*, et comme nous l'avons déjà dit nous-mêmes, que si la bière salicylée n'est pas détruite sur-le-champ, mais simplement retournée à son expéditeur, celui-ci, qui est un fripon et même davantage, se contentera d'en changer la destination.

« Peut-être le procureur de la République s'imagine-t-il, ajoute notre confrère, qu'une fois sortie de France, la bière allemande salicylée n'y rentrera plus. Ce serait, en vérité, montrer trop d'innocence. Avec cela que les brasseurs allemands sont assez honnêtes pour faire leur deuil de leurs bières salicylées ! Elles sont sorties par une porte, elles rentreront par une autre. Le parquet les chasse de Paris. Qu'à cela ne tienne. Ils réexpédieront sur Marseille, sur Bordeaux, sur Nantes, partout où ils supposeront que la douane les laissera passer, et le tour sera joué. Ce seront les Méridionaux et les Nantais qui boiront le poison primitivement destiné aux Parisiens. »

Le *Progrès* conclut ainsi, et nous n'avons pas besoin de dire avec quel empressement nous l'en félicitons :

« Il faut en finir avec les empoisonneurs, d'où qu'ils viennent et sous quelque nom qu'ils se cachent. Si le parquet ne peut rien contre les brasseurs allemands qui nous expédient les bières salicylées, qu'on lui donne des armes, et si, comme nous le croyons avec la commission du Laboratoire, il est suffisamment armé par les lois existantes, que le ministre de la justice lui enjoigne de les appliquer rigoureusement et sans retard contre les auteurs de ces sophistications dangereuses.

« *Salus populi, suprema lex esto!* »

Comme le demandait l'autre jour Rochefort, dans l'*Intransigeant*, comme le demande aujourd'hui le *Progrès de Lyon*, comme nous l'avons demandé nous-mêmes avec plusieurs autres de nos confrères, pourquoi n'applique-t-on pas aux bières salicylées allemandes le même traitement qu'aux vins fuchsinés qui, à Bercy, sont purement et simplement versés dans le ruisseau ?

Est-ce parce qu'elles sont allemandes, te

parce que nous n'osons pas toucher à la pro-
priété d'un Allemand ? En ce cas, nous jouons
un jeu de dupes, ainsi qu'on va le voir par ces
quelques lignes que j'emprunte à un excellent
article de notre confrère Jules Delval, de l'*Évé-
nement :*

« Les vins plâtrés sont rigoureusement inter-
dits en Allemagne. Quand un négociant français en expédie au delà du Rhin, ses tonneaux
sont impitoyablement vidés dans le ruisseau.

« On peut conclure. »

Eh ! oui, on peut conclure, et ce n'est vraiment pas difficile. Faisons des bières salicylées
allemandes ce que les Allemands font de nos
vins plâtrés. Débondons les fûts et... à l'égout !

P.-S. — Nos confrères belges commencent,
eux aussi, à s'émouvoir du danger que fait courir à leurs compatriotes l'empoisonnement de
la bière allemande. Après avoir reproduit l'article du *Journal des Débats*, dont nous avons
cité une partie dans le *Mot d'Ordre* du 23 septembre, l'*Etoile belge* ajoute :

« Serions-nous indiscret en demandant au
bureau d'hygiène de Bruxelles ce qu'il pense

de tout cela ? Il serait d'autant plus intéres-
sant de connaître son opinion à cet égard qu'on
prétend que certaines bières étrangères dont
on fait en ce moment une consommation ef-
frayante dans notre ville ne pourraient supporter le transport si elles n'avaient été préalable-
ment salicylées. »

1er octobre 1886.

9

XXII

Un converti. — L'opinion du *National*. — L'Allemagne amoureuse et l'Allemagne empoisonneuse. — La patrie allemande et Lucrèce Borgia. — L'Institut de la chimie appliquée. — Projet de loi cynique. — Le meurtre, le vol
et l'incendie en 1870 ; le poison aujourd'hui. — La mo-
rale allemande.

Nous trouvons dans le *National*, sous la signature de son rédacteur en chef, notre sympathique confrère Paul Foucher, le vigoureux
article qui suit, et que nous reproduisons avec
empressement :

« Nous connaissions, par certaines publica-
tions, l'*Allemagne amoureuse*, mais l'*Allemagne empoisonneuse* ne nous avait pas encore
été révélée. Un document qui nous arrive d'ou-
tre-Vosges, ou plutôt d'outre-Rhin, nous prouve

que la patrie allemande ne diffère pas sensible-
ment de Lucrèce Borgia. Tout récemment se
tenait à Nuremberg une assemblée de l'*Institut
de la Chimie appliquée* réunie pour discuter solennellement la question suivante :

Quelles sont les matières premières qui devront être autorisées à l'avenir pour la fabrication de la bière en Bavière?

« Une série de rapports avaient été présentés
par tout ce que l'Allemagne compte de plus distingué comme savants et comme médecins. Les
auteurs de ces rapports étaient les docteurs
Kaiser et Merkel, de Nuremberg ; le docteur
Hilder, d'Erlangen ; M. Herz, de Wurtzbourg,
etc. A l'unanimité, les savants consultés rendi-
rent cette sentence :

L'emploi de l'acide salicylique est dangereux pour la santé
publique.

« Et, à la même unanimité, sur la proposition
de M. Aubry, directeur de l'Ecole de brasserie
de Munich, les mêmes savants conclurent
comme suit :

L'emploi de l'acide salicylique en brasserie doit être autorisé *pour les bières d'exportation seulement*. Dans le pays
il doit être défendu.

« Cette conclusion fut formulée en projet de loi, et les Chambres de Bavière vont être saisies de la proposition suivante :

L'emploi de l'acide salicylique pour les bières d'exporta-tion est autorisé. L'emploi de l'acide salicylique pour les bières locales vendues dans le pays est défendu.

« N'est-ce pas admirable de cynisme? Quiconque, en Bavière, livrera à la consommation locale de la bière salicylée sera traité en empoisonneur ; mais, s'il empoisonne les nations limitrophes, il sera considéré comme le modèle des commerçants. Ainsi donc, ce n'est pas assez que les Bavarois aient mis la France au pillage en 1870. Ils veulent achever par le poison ce qu'ils avaient commencé, il y a seize ans, par le meurtre, le vol et l'incendie. Fort heureusement, le laboratoire municipal persiste à fonctionner, malgré les attaques dont il est l'objet, et les exportations de nos honnêtes voisins seront traitées selon leurs mérites. Il est défendu, en temps de guerre, d'empoisonner l'ennemi. Ne serait-il pas curieux que ce qui est considéré comme odieux alors que le cours de toutes les lois de l'humanité est momentanément suspendu, fût regardé comme tout naturel en pleine paix, et que l'Allemagne pût librement continuer à répandre le diabète à travers l'Europe ? »

Nous avions déjà, dans notre article du 28 septembre, parlé de la réunion de l'*Institut de la chimie appliquée* et des décisions impudentes qui y ont été prises. Nous sommes heureux de voir un de nos confrères les plus estimés flétrir comme nous le cynisme des savants allemands, et nous espérons que tous ceux des journaux qui ont, comme le *Mot d'Ordre*, déclaré la guerre aux bières empoisonnées d'Allemagne, n'hésiteront pas à qualifier à leur tour, ainsi qu'il convient, l'éhontée malhonnêteté des docteurs teutons.

3 octobre 1886.

XXIII

Note de la délégation de la commission de contrôle du Laboratoire municipal. — L'avis de Me Nivard, avocat-conseil de la préfecture de police. — Le salicylage condamné partout, même en Bavière. — Bulletin de la police municipale de Zurich. — Le parquet de Paris refuse de poursuivre. — Nos tribunaux s'érigent en académies. — Jugements exploités. — Lettres mortes. — Appel au ministre de la justice. — Subterfuges allemands. — La destruction dans les gares de la frontière.

Note remise à M. le Ministre de la Justice par la délégation de la commission de contrôle du laboratoire municipal de Paris.

Le docteur Chautemps, président de la commission du contrôle du laboratoire municipal, le docteur Levraud et M. Emile Richard, membres de cette commission, ont été reçus par

M. le ministre de la justice, avec qui ils se
sont entretenus de diverses questions concernant la protection sanitaire de Paris. En quit-
tant M. le ministre, et pour mieux préciser le
sens de leur démarche, les délégués du Conseil
municipal lui ont remis la note suivante, où se
trouvent résumées les observations qu'ils ont
présentées :

Le salicylage des bières n'est qu'un des côtés
d'une question plus générale : la bière n'est pas
le seul produit qui nous arrive falsifié de l'é-
tranger; c'est ainsi que les cafés avariés sont
dirigés vers tel ou tel pays, et nous arrivent
ensuite teints avec des matières colorantes, dé-
rivées de la houille, par conséquent nuisibles
à la santé; il arrive encore que l'on teint des
cafés de médiocre qualité pour leur donner l'aspect des cafés de première marque.

Ce que réclame instamment la commission
de contrôle du laboratoire municipal, dans l'intérêt de la santé publique comme au nom de la
justice, c'est que l'on poursuive les véritables
auteurs des falsifications, à quelque pays qu'ils
appartiennent.

Le parquet de Paris semble croire qu'il est

désarmé à l'égard des étrangers : tel n'est pas l'avis de M⁰ Nivard, avocat-conseil de la préfecture de police ; nous laissons à M. le ministre une copie de la lettre écrite à la date du 12 septembre par cet avocat distingué. Telle n'est pas davantage l'opinion d'un jurisconsulte éminent, qui a publié à cet égard, dans un journal du soir, un article justement remarqué :

« Dès que les fabricants exotiques de bières malsaines sauront qu'en France, y est-il dit, grâce à la vigilance des tribunaux, grâce à la fermeté des administrations, ils courent des risques positifs : condamnations personnelles, confiscation des envois, refus d'action en justice contre les destinataires, ils renonceront à une industrie qui, jusqu'à présent, a été dangereuse pour nous, et qui désormais deviendrait dangereuse pour eux. »

Il en irait de même pour tous les produits alimentaires falsifiés que nous envoie l'étranger, et, lorsque ces produits cesseront d'arriver chez nous, les petits débitants dont la bonne foi n'est pas douteuse, ne seront plus exposés à des condamnations imméritées.

En ce qui concerne l'acide salicylique, son

degré de nocuité et les doses auxquelles on a recours pour la conservation de la bière, tous les arguments des partisans de la liberté du salicylage tombent devant ce fait que cette opération est l'objet d'une prohibition rigoureuse dans les pays d'où nous viennent les bières salicylées. *Hier encore, nous avons entendu à l'Hôtel de Ville les représentants d'une brasserie de Munich, lesquels nous ont déclaré — ce que nous savions déjà — que le salicylage était interdit en Bavière, sous peine des condamnations les plus sévères :* il n'y est toléré, paraît-il, que pour l'exportation.

En ce qui concerne la Suisse, qui nous a également expédié des bières salicylées, nous laissons entre les mains de M. le ministre de la justice la traduction d'un bulletin émané de l'administration de la police municipale de Zurich (*die Stadtpolizei*) ; au bas de ce document, qui est daté du 10 octobre 1885, nous lisons la note suivante :

« Parmi ces bières, qui ont été prélevées dans des débits de la ville les 1er, 2, 8, 10 septembre, il s'en est trouvé *trois* dont la vente a été empêchée pour cause de fermentation, et *quatre* pour cause *d'acide salicylique*. Dans tous ces cas, les débitants ont été punis d'amendes et on les a prévenus en même temps qu'à la première irrégularité leurs noms seront publiés.

« Signé : *La Police Municipale*. »

En France, le salicylage se donne libre carrière. Le tribunal de simple police de Paris prononce, il est vrai, des condamnations pour contraventions à l'arrêt préfectoral qui interdit ce mode de falsification, mais ces condamnations n'atteignent jamais les véritables auteurs de la fraude, lesquels opèrent en toute liberté.

Le parquet de Paris refuse de poursuivre ; nos tribunaux s'érigent en Académies et leurs jugements et arrêts, en matière d'hygiène publique, sont exploités par les intéressés qui les opposent aux avis répétés du comité consultatif d'hygiène de France. Les circulaires ministérielles sont ainsi devenues lettre morte et l'*Allemagne a largement profité de cette tolérance pour écouler chez nous des bières de qualité inférieure qui n'eussent pu, sans cette opération, supporter un long voyage*. A Paris, le laboratoire municipal vient d'entreprendre une campagne qui est déjà justifiée par ses résultats. Un grand nombre de brasseurs étrangers qui salicylaient ne le font plus.

Si le résultat n'a pas été complet, c'est que le laboratoire n'a pas été secondé par le parquet. Il n'a pas été possible, par conséquent, de prendre la seule mesure qui soit efficace, c'est-à-dire de détruire sur place, aux gares d'arrivée, la marchandise falsifiée.

Il appartient à M. le ministre de la justice d'agir à cet égard auprès de M. le procureur de la République; nous le lui demandons au nom des intérêts sanitaires de la ville que nous représentons; mais en même temps, nous lui ferons observer que la destruction dans les gares de Paris ne sera pas une mesure suffisante. Certains brasseurs étrangers ont déjà imaginé d'expédier leurs bières à des gares plus ou moins éloignées de la capitale et à des destinataires fictifs; ces bières sont ensuite dirigées vers Paris par des voies diverses et remises aux destinataires réels. *Ce qu'il faut, pour la protection de Paris et celle de la province, c'est la destruction au moment même de l'entrée en France, c'est-*

à-dire dans les gares de la frontière. Nous serions par trop sots de nous gêner à l'égard d'un produit dont les gens qui le fabriquent ne veulent pas pour eux-mêmes.

Docteur E. Chautemps,
Docteur Levraud,
Emile Richard.

4 octobre 1886.

XXIV

L'industrie allemande ne vit que de contrefaçon et de
fraude. — Encouragements précieux. — Coup d'œil en
arrière. — Unanimité de la presse. — Du poison empoisonné ! — Le public enfin convaincu. — Le Parisien
moutonnier. — Un cri inconnu : « Deux bocks, bière
française ! » — La poussée de l'opinion. — La seule solution rationelle. — Patriotique entreprise.

Voici bientôt deux mois que, spécialisant la
guerre que nous faisons depuis longtemps à
l'industrie allemande d'exportation — qui ne vit
que de contrefaçon et de fraude, — nous avons
ouvert une campagne contre les bières empoisonnées d'outre-Rhin. Cette campagne nous a
attiré des injures et des menaces dont nous n'a-
vons pas besoin d'indiquer la source, mais elle
nous a valu surtout des félicitations et des en-

couragements qui nous ont été précieux, et qui nous ont énergiquement soutenus dans la lutte que nous engagions.

Dédaigneux des injures, méprisant les menaces et accueillant avec joie les marques de sympathie, nous avons imperturbablement poursuivi notre tâche, frappant sans relâche sur le clou que nous voulions enfoncer, et qui, nous pouvons le dire, a si bien pénétré qu'il n'est pas de tenailles qui puissent désormais l'arracher.

Nous sera-t-il permis de jeter un coup d'œil en arrière et de mesurer le chemin parcouru ?

Tout d'abord, nous avons le droit de constater que nous avons créé un mouvement d'opinion considérable.

Au début, nous n'avions avec nous qu'un seul journal, et aujourd'hui toute la presse parisienne, à quelque école politique qu'elle appartienne, tous les organes importants de la province, de nombreuses feuilles de l'étranger même réclament comme nous la prohibition et la destruction des bières allemandes salicylées.

Les savants se sont émus ; les médecins les plus autorisés ont déclaré que l'acide salicylique est un poison et qu'ils n'osent même plus en

user comme médicament; les chimistes nous
ont appris que ce poison, tel que l'emploient les
brasseurs allemands, est encore rendu plus
dangereux par son impureté — du poison empoisonné ! — les jurisconsultes ont étudié le
côté juridique de la question et n'ont pas hésité
à condamner l'inaction du parquet; toutes les
compétences, en un mot, se sont réunies pour
affirmer que la pratique allemande du salicylage
des bières est un grave attentat contre la santé
publique et doit motiver la sévère application
des lois.

Mais ce n'étaient pas seulement les médecins,
les chimistes et les jurisconsultes qu'il fallait
mettre en mouvement; c'était le consommateur, c'était le public qu'il fallait convaincre, et
c'est justement ce à quoi nous croyons être par-
venus.

Depuis vingt ans, on répétait que les bières
allemandes étaient les meilleures bières du
monde, que les bières de Munich étaient sans
rivales, que les brasseries bavaroises produisaient seules des bières irréprochables, etc.,
etc., et le Parisien moutonnier, répétant l'ab-
surde propos, prenait la file pour entrer chez

le débitant du liquide si haut prôné. Partout, la bière allemande avait chassé la bière française, et dans les quelques établissements où l'on vendait encore de celle-ci, on se gardait bien, pour ne pas éloigner le client, d'en avouer l'origine : on la baptisait timidement bière allemande. C'est ce que nous avons longuement constaté, avec faits et preuves à l'appui, dans nos articles du 24 et du 28 août.

Aujourd'hui, et bien que quelques semaines seulement nous séparent du jour où nous avons commencé à attaquer l'imbécile préjugé et à dénoncer, sans trêve ni repos, l'empoisonnement des bières allemandes, la situation est bien changée. De nombreux consommateurs, justement effrayés des dangers qu'ils ont courus jusqu'ici et éclairés sur la véritable cause des troubles que leur santé a subis, demandent maintenant de la bière française, et beaucoup de cafetiers qui n'en débitaient pas ont été obligés de s'en approvisionner. Ceux qui en avaient toujours vendu, mais qui ne l'avouaient point, le proclament maintenant, et, dans beaucoup d'établissements, on peut entendre les garçons, transmettant la commande au comptoir, crier d'une voix retentissante : « Deux bocks, bière française ! »

Nous affirmons qu'il y a deux mois, ce cri était complètement inconnu dans les cafés parisiens.

Comment, d'ailleurs, consommateurs et débitants pourraient-ils rester sourds à l'avertissement de la science et résister à l'énergique poussée de l'opinion? Les corps officiels eux-mêmes sont intervenus, et l'on a pu lire avant-hier la note si catégorique, si solidement motivée, si probante, remise au ministre de la justice par trois conseillers municipaux de Paris : MM. le Dr Chautemps, le Dr Levraud et Emile Richard, délégués auprès de lui par la commission de contrôle du laboratoire municipal.

Cette note si précise mériterait d'être longuement étudiée, et nous aurons probablement à en reparler; mais dès aujourd'hui nous devons dire qu'elle pose admirablement la question.

Elle établit d'abord la nécessité et la légalité de poursuites sérieuses contre les empoisonneurs allemands, et elle représente au ministre qu'il lui appartient d'agir à cet égard auprès du procureur de la République.

Elle constate que le salicylage est interdit en
Bavière, sous peine des condamnations les plus
sévères, mais qu'il y est autorisé pour les bières
exportées, c'est-à-dire, en ce qui nous touche,
expédiées en France.

Enfin, signalant une ruse nouvelle des empoisonneurs allemands, dont plusieurs n'expédient
plus directement leurs bières à Paris, où les
attendent les chimistes officiels, et faisant, en
même temps, remarquer que les mesures prises
dans la capitale ne protègent pas les consommateurs des départements, les auteurs de la
note déclarent que ce qu'il faut, pour la protection de Paris et celle de la province, c'est la
destruction, au moment même de leur entrée
en France, c'est-à-dire dans les gares de la frontière, des bières odieusement salicylées que
nous envoie l'Allemagne.

C'est là, en effet, la seule solution ration-
nelle, et tant qu'elle ne sera pas adoptée, il n'y
aura rien de fait.

Mais revenons à l'objet de notre article. Nous
avons voulu prouver au lecteur que notre campagne n'a pas été inutile, et nous venons de lui
en faire passer sous les yeux les principaux ré-

sultats. Il voit que nos efforts ont été couronnés de succès, et, par ce que nous avons déjà obtenu, il peut mesurer ce que nous sommes assurés d'obtenir encore.

Les résultats acquis sont pour nous le plus puissant des encouragements, et, pour nos amis, qui veulent bien suivre notre polémique, ils doivent être la justification de la persévérance obstinée avec laquelle nous poursuivrons ce que nous avons le droit d'appeler une patriotique entreprise.

6 octobre 1886.

XXV

Encore une protestation... payée. — Les brasseurs de Munich. — La preuve que l'accusé est innocent, c'est qu'il
l'affirme lui-même ! — Les Allemands nient. — Rappel
d'aveux et de condamnation. — Partie perdue.

Nous avons trouvé hier dans le *Figaro*, —
qui, d'ailleurs, combat les bières allemandes
salicylées et, dans le même numéro, qualifie
de « cynique » la prétention des savants bavarois, proscrivant sévèrement l'acide salicylique
des bières bues en Bavière, et l'autorisant pour
celles qui nous sont envoyées, — nous avons
trouvé hier, disons-nous, dans le *Figaro*, — et
même dans le *Temps* et dans la *France!*... —
à la place réservée aux *annonces payantes*, une
« Protestation des brasseurs de Munich », qui

est, véritablement, le comble de l'impudence
et que, nous avons le droit de nous en enor-
gueillir, ils se sont bien gardés de nous envoyer.

Lesdits brasseurs, qui sont au nombre d'une
dizaine, et qui ont constitué un syndicat dispo-
sant de gros capitaux, se sont émus de la re-
production, dans les journaux belges, d'un
certain nombre de nos art'cles, et ils se sont
réunis pour rédiger la déclaration suivante, qui,
moyennant un bon prix, a trouvé place dans
les annonces de diverses feuilles :

« Toutes nos bières ont toujours été et sont
encore fabriquées en parfaite conformité avec
la loi bavaroise, qui interdit avec une extrême
rigueur l'emploi d'autres substances que *malt*,
houblon, *levure* et *eau*. — Nous repoussons
donc d'une façon absolue les accusations contenues dans les articles en question et tendant
à faire considérer comme nuisible la consommation de nos bières que nous garantissons
naturelles et sans mélange. »

Dans nous ne savons plus quelle affaire d'as-
sises, l'avocat s'écriait : « La preuve que l'accusé est innocent, c'est qu'il l'affirme lui-même ! »

La preuve que les brasseurs allemands n'empoisonnent pas leurs bières avec de l'acide salicylique, c'est qu'ils le nient énergiquement!

Oui, ils essaient maintenant de le nier! Il y a un mois, ils l'avouaient nettement, carrément, audacieusement, prétendant alors que l'acide salicylique augmentait les qualités de la bière; aujourd'hui qu'il est archi-démontré que le salicylage est un empoisonnement, ils ont l'effronterie d'affirmer qu'ils ne l'ont jamais pratiqué.

Malheureusement pour eux, non seulement leurs aveux nous restent, mais, en dehors même des constatations faites par les chimistes du Laboratoire municipal, nous avons les mains pleines de preuves.

La *Gazette de Cologne* n'adjurait-elle pas l'autre jour les brasseurs allemands de rennocer au salicylage, sous peine de voir ruiner leur exportation?

La *Norddeutsche Brauerzeitung*, dont, en raison de sa spécialité, le témoignage est écrasant, n'a-t-elle pas fait entendre, à quelques jours d'intervalle, ce catégorique avertissement :

« *Les brasseries allemandes perdront le débouché de la France si elles ne renoncent pas à*

l'addition d'acide salicylique à la bière expor-
tée vers ce pays. »

D'autres feuilles allemandes n'ont-elles pas
tenu le même langage ?

L'ambassadeur d'Allemagne n'a-t-il pas fait
des démarches auprès des autorités françaises
pour obtenir que les bières salicylées de son
pays ne fussent plus arrêtées en gare de la
Villette et surtout pour que le résultat des analyses du Laboratoire ne fût pas publié avec
indications précises ?

Dans la réunion tenue récemment par l'*Ins-*
titut de la chimie appliquée, les savants bavarois n'ont-ils pas, après avoir renouvelé l'interdiction absolue du salicylage pour les bières
consommées en Bavière, autorisé ce même
salicylage pour les bières d'exportation?

Les tribunaux bavarois n'ont-ils pas, dans
ces derniers mois, prononcé près de cent
condamnations contre les falsificateurs de
Munich, de Nuremberg, d'Augsbourg, de Wurz-
bourg, etc. ?

Et combien d'autres preuves, absolument
indiscutables, mais qu'il serait oiseux de répéter, n'avons-nous pas déjà données de l'empoi-

sonnement des bières allemandes par l'acide salicylique ?

Ainsi donc, voici, actuellement, la situation : après avoir vainement essayé de défendre l'acide salicylique, et nous avoir même menacés — si nous parvenions à le faire proscrire — de le remplacer par d'autres poisons, tels que l'acide picrique et la strychnine, les brasseurs allemands, comprenant que la partie est désormais perdue, et qu'il faut se hâter de renier le poison si commodément et si fructueusement employé jusqu'ici, prétendent impudemment qu'ils ne se sont jamais servis d'acide salicylique.

Cela va bien gêner ceux qui se sont constitués les défenseurs de ce poison, mais ce n'est point là ce qui nous occupe.

Nous voulons seulement constater une fois de plus que les brasseurs allemands ne sont pas seulement d'odieux empoisonneurs, mais que ce sont encore d'éhontés menteurs.

Ce n'est pas, d'ailleurs, avec leurs grossiers mensonges, ils peuvent nous en croire, qu'ils parviendront à sauver leur triste marchandise.

8 octobre 1886.

XXVI

Communication du docteur Chautemps. — Réponse décisive. — Est-il indispensable que nous buvions des bières
dont les Allemands ne veulent pas ? — L'*Evénement* n'est
pas entêté. — Ses contradictions. — Opinions successives
ou opinions simultanées ? — Un défenseur dévoué.

La *Justice* a reçu de M. le docteur Chautemps, conseiller municipal et président de la
commission de contrôle du Laboratoire municipal, la communication suivante :

« L'*Evénement*, dans son numéro du 30 septembre, me critique assez durement à l'occasion des bières salicylées. Dans un deuxième
article, daté du 3 octobre, il constate d'un air
vainqueur que je n'ai pas répondu.

« La réponse, pourtant, m'eût été facile ; on
va le voir.

« Il n'y avait guère, dans l'article de M. Maxime Dubreuil, que deux points qui méritassent d'être retenus :

« 1° *M. Girard confondrait le salicylate et l'acide salicylique.* — Le contradicteur de M. Girard semble ignorer que bon nombre de brasseurs emploient de préférence le salicylate de soude qui est plus soluble.

« 2° *Les expériences du docteur Miquel auraient prouvé que l'acide salicylique était un antiseptique des plus énergiques, capable de conserver aux plus faibles doses.* — Que M. Dubreuil, signataire de l'article, veuille bien consulter l'*Annuaire de Montsouris* pour l'année 1884, page 559. Il y verra que, selon le docteur Miquel, dont les expériences sont justement considérées comme décisives, la dose *minima* d'acide salicylique capable de s'opposer à la fermentation d'un litre de boisson est de 1 *gramme par litre.*

« Page 561, il verra que, pour réaliser le même effet, il faut, par litre, une dose minima de 10 grammes de salicylate de soude. Or, nous rappelons une seconde fois qu'en raison de sa plus grande solubilité, comme aussi de sa moindre causticité, le salicylate est souvent préféré à l'acide salicylique.

« Nous sommes loin des 3 milligrammes par litre dont parle l'*Evénement !*

« Mais à quoi bon tant discuter? Oui ou non, est-il indispensable que nous buvions des bières allemandes dont les Allemands ne veulent pas pour eux-mêmes ?

« Docteur E. Chautemps. »

L'honorable docteur Chautemps devrait savoir que les critiques de l'*Evénement* n'ont rien d'absolu. Blâmé aujourd'hui par ce journal, peut-être sera-t-il présenté demain par le même journal comme la plus haute autorité scientifique.

L'*Evénement* n'est pas entêté. Volontiers il dit noir, après avoir dit blanc. L'autre jour, dans un excellent article dû à la plume d'un de ses principaux collaborateurs, M. Arsène Alexandre, il déclarait que l'acide salicylique est un poison et proscrivait les bières allemandes qui sont salicylées; quelques jours après, il revenait à la charge dans un non moins bon article de M Jules Delval, et, aujourd'hui, le

voici qui, sous la signature de M. Dubreuil,
proclame que l'acide salicylique est une chose
exquise, qu'il est utile d'absorber sous toutes
les formes.

Sont-ce là des opinions successives ou des
opinions simultanées?

Impossible de répondre ; mais nous pouvons
féliciter les fabricants d'acide salicylique, aux
arguments desquels nous sommes, pour notre
compte, restés sourds, d'avoir, dans leur
détresse, trouvé un aussi dévoué défenseur.

8 octobre 1886.

XXVII

L'opinion du *Voltaire* et du chimiste Alfred Naquet, séna-
teur. — Magistral réquisitoire. — La ténacité des falsificateurs. — L'acide salicylique a toutes les vertus. — La
dose sans cesse forcée. — Un fait hors de doute. — Le salicylage condamné par les producteurs sérieux. — Nécessité d'ordre public.

Le Voltaire a pris à son tour parti dans la
question que nous avons soulevée et qui est,
d'ailleurs, complètement résolue aujourd'hui ;
il dénonce, lui aussi, les dangers que les liquides
salicylés, en tête desquels sont les bières allemandes, font courir aux consommateurs, et
c'est l'éminent chimiste Alfred Naquet, séna-
teur, dont l'autorité en ces matières ne saurait
être contestée, qui formule un magistral réquisitoire dont nous ne pouvons malheureusement
citer que quelques passages.

« Rien, dit le savant M. Naquet, ne serait
plus plaisant, si ce n'était moins attristant,
comme la ténacité, digne d'une meilleure cause,
avec laquelle les falsificateurs de tout ordre
insistent, malgré les affirmations persistantes
de la science, pour faire admettre leurs falsifications non seulement comme inoffensives, mais
encore comme bienfaisantes... rien si ce n'est
peut-être la crédulité avec laquelle certaines
gens prennent parti pour ceux qui les empoisonnent contre ceux qui défendent leur santé et
leur vie.

« ... A les entendre, l'acide salicylique aurait
à peu près toutes les vertus. Ce serait un antifermentescible puissant dont les plus petites
doses suffiraient pour conserver et même amé-
liorer les substances alimentaires. Aux doses
qu'exigerait la conservation de ces substances,
il serait dénué de toute nocivité. Que dis-je?
il serait utile. L'employer serait d'une hygiène
intelligente. N'a-t-il pas pour effet de détruire
les microbes? Ces microbes ne sont-ils pas les
germes de la plupart des maladies qui nous dé-
ciment? Et n'est-ce pas enrayer le développement de ces fléaux qu'introduire dans les ali-

ments, et jusque dans la circulation, des antiseptiques qui annihilent leurs germes ?

« Je ne plaisante pas. Tout cela a été dit
et répété avec un sérieux imperturbable, et,
*comme c'est tellement extraordinaire qu'on ris-
querait de ne pas me croire,* je renvoie mes lecteurs aux savants mémoires de M. Dubrisay et
de M. Brouardel, qui ont été adoptés par le
Conseil d'hygiène à différentes reprises.

« Car, disons-le à l'honneur de la science et
de l'humanité, si les intéressés s'obstinent à
vendre leur drogue toxique, le Conseil d'hygiène, qui se sent charge d'âme, s'obstine non
moins à défendre la santé générale contre cette
intoxication. »

Après avoir rappelé les décisions prises en
1877 et en 1880 par le Comité consultatif d'hygiène, qui ne statua que sur les conclusions
d'une Commission « composée de tout ce que
la science comptait d'illustrations », M. Naquet,
résumant les résultats du travail de cette Commission, continue :

« ... Il n'est pas vrai que l'acide salicylique
à faible dose suffise à empêcher les fermenta-
tions. C'est un antifermentescible faible *dont il*

faut employer des doses élevées, et comme, de plus, les ferments sont susceptibles d'une accoutumance qui leur permet de se développer au bout de quelques jours dans les milieux salicylés qui en avaient d'abord arrêté la propagation, *de nouvelles quantités de la matière antiseptique devront être successivement ajoutées. S'il s'agit de vin ou de bière, par exemple, le producteur salicylera, le marchand en gros introduira une seconde portion d'acide salicylique, et le détaillant forcera la dose à son tour.*

« C'est ainsi qu'au lieu des 10 à 15 centigrammes par litre, suffisants, d'après les prôneurs de la méthode, pour conserver indéfiniment le vin et la bière, *l'analyse a révélé jusqu'à 1 gr. 80 et 1 gr. 85 d'acide salicylique dans les boissons.*

« Si donc il était vrai que cet acide fût inoffensif à 10 centigrammes, il cesserait de l'être à 1 gr. 85 cent. De plus, les mêmes personnes pouvant en absorber à la fois dans leur vin, dans leur lait, dans leur bière, dans leur pain, dans leur viande, dans leur poisson, dans leur confiture, seraient exposées à en ingérer souvent en proportion beaucoup plus considérable encore.

« D'ailleurs, *nul jusqu'ici n'est autorisé à dire que même de petites doses soient inoffensives.*

« ... *Ceux qui affirment l'innocuité de l'acide salicylique à faible dose parlent d'instinct, sans pouvoir étayer sur rien leurs affirmations.*

« Par contre, il est un fait qui est maintenant hors de doute. L'acide salicylique, qui s'élimine très facilement chez l'homme sain, ne s'élimine plus qu'avec une extrême lenteur chez les albuminuriques, chez les vieillards, chez quiconque a une altération, si légère soit-elle, dans les reins. Dans ce cas, le produit s'accumule dans l'économie *et finit par déterminer de véritables empoisonnements.* Or, les vendeurs de matières salicylées ne demandent pas des certificats de médecin à leurs clients et débitent leurs marchandises tout aussi bien aux personnes atteintes de maladies rénales qu'à celles qui ne le sont pas.

« Si l'on ajoute à cela que l'emploi de *l'acide salicylique permet aux falsificateurs d'employer* DES SUBSTANCES DE QUALITÉ INFÉRIEURE, SOUVENT MALSAINES, *sans que les consommateurs soient en état de s'en apercevoir,* on sera en me-

sure de juger le péril qui s'attache à la dange-
reuse innovation que l'on voudrait faire préva-
loir. »

Du reste, comme le fait remarquer M. Naquet, loin de protester contre la décision prise
par le ministre du commerce, qui la notifia aux
préfets par une circulaire du 7 février 1881,
« les producteurs sérieux et consciencieux de
« vin et de *bière*, de leur côté, n'hésitèrent pas
« à condamner le salicylage, lequel, *bon à leurs*
« *yeux pour favoriser la conservation des pro-*
« *duits de qualité inférieure, ne peut que nuire*
« *aux produits de bonne qualité. Le syndicat*
« *général des chambres syndicales de commerce*
« *en gros des vins et spiritueux de France a*
« *même par deux fois émis le vœu que l'addi-*
« *tion de l'acide salicylique dans les vins soit*
« *interdite définitivement. »*

Enfin, après avoir constaté qu'« en 1882, en
1883 et le 29 juin 1885, le Comité consultatif
d'hygiène a persisté à demander au ministre
d'interdire la vente de toute substance alimen-
taire solide et de toute boisson contenant une
quantité quelconque d'acide salicylique ou de l'un
de ses dérivés », M. Alfred Naquet termine ainsi :

« Espérons que, malgré tous les cris intéressés des empoisonneurs publics et des gogos
qui se mettent à leur suite, ces prescriptions
salutaires continueront d'être observées. »

C'est, en effet, une nécessité de premier
ordre, et les pouvoirs publics manqueraient
criminellement à leur mission le jour — qui ne
viendra jamais — où ils méconnaîtraient les
avertissements si solidement motivés, si hautement formulés et si fréquemment répétés par
les illustrations de la chimie et de la médecine.

Les bières allemandes, qui sont odieusement
salicylées, doivent, nous ne cesserons de le répéter, être arrêtées à la frontière et jetées au
ruisseau.

10 octobre 1886.

XXVIII

L'opinion du *Rappel*. — Encore l'*Intransigeant*. — Un fait
éloquent. — La loyauté teutonne. — Mise en interdit. —
Le *Radical*. — Le modèle des commerçants. — L'*Estafette*. — Nos empoisonneurs quotidiens. — Nous savons ce
qu'en vaut l'aune. — La *Liberté*. — La cause est entendue. — Le *National*. — Quand on se sent morveux... —
Le *Soleil*. — L'ineptie des consommateurs. — Les analyses du mois de septembre. — Le nœud de la question.

Les journaux qui nous ont fait l'honneur de
nous suivre sont maintenant si nombreux que
nous nous trouvons dans l'impossibilité absolue
de reproduire tous les excellents articles qu'ils
publient sur la question, et que nous devons
nous borner à de courtes citations.

Le *Rappel* disait, il y a quelques jours, par
la plume de notre sympathique confrère Fré-
déric Montargis :

« Le comité consultatif d'hygiène a reconnu que l'acide salicylique est un puissant antifermentescible, mais il ne tue les ferments qu'à la condition d'être employé à haute dose, c'est-à-dire à des doses qui fréquemment peuvent devenir toxiques. En effet, s'il s'élimine facilement chez l'homme sain, nous dit M. Naquet, il ne s'élimine qu'avec une extrême lenteur chez les vieillards, chez quiconque a une altération, si légère qu'elle soit, dans les reins. « Dans ce cas, le produit s'accumule dans l'économie *et finit par déterminer de véritables empoisonnements.* »

« C'est principalement *dans le commerce des bières allemandes* ou soi-disant telles que triomphe le salicylage. Cette opération est rigoureusement interdite en Bavière, *excepté pour les bières d'exportation.* On sait quel conflit s'est élevé récemment entre le parquet et la préfecture de police au sujet de la conduite à tenir à l'égard de ces produits. L'un tenait pour la destruction immédiate des liquides intoxiqués, l'autre voulait qu'on se contentât de les renvoyer à la frontière.

« C'est ce dernier avis qui l'a emporté. Dans

11

l'espèce, nous n'ignorons pas qu'il y a de graves intérêts à ménager, notamment celui du commerçant, du débitant au détail, dont la bonne foi a pu être surprise et qu'il y aurait injustice à faire payer pour les autres. Tenant compte de toutes ces considérations, le gouvernement a consenti à prolonger d'un an encore le *statu quo*. Mais il va de soi que ce délai ne saurait être augmenté. Il y va de la santé publique, c'est-à-dire d'un intérêt sur lequel rien ne saurait prévaloir. »

Autre citation, empruntée à l'*Intransigeant*, qui apprécie comme il convient les résolutions prises récemment par les savants bavarois, résolutions que nous avons déjà enregistrées, et qui vont, paraît-il, recevoir la sanction législative :

« Les Chambres de Bavière vont être saisies de l'étonnant projet de loi que voici :

« *L'emploi de l'acide salicylique* POUR LES BIÈRES D'EXPORTATION *est autorisé. L'emploi de l'acide salicylique pour les bières locales vendues dans le pays est interdit.*

« J'ignore si ce projet sera voté. Mais le seul fait qu'il ait été présenté a son éloquence et

témoigne clairement de la loyauté teutonne.
Écarter le poison de chez soi et le répandre
au dehors est une doctrine qui n'avait pas encore été inscrite dans les constitutions. Mais les
Allemands n'y regardent pas de si près, et nous
sommes faits à leur manque de scrupules.

« Il y a d'ailleurs une bonne et facile réponse
à leur faire. *C'est la mise en interdit par les
débitants et les consommateurs de leurs produits frelatés.* Les brasseurs français ont fait
de réels progrès et sont arrivés à créer, eux
aussi, la blonde boisson avec une perfection
qu'on ne dépasse pas à Munich. Pourquoi ne
pas s'adresser à eux? Non seulement on con-
courra au développement du travail national,
en leur faisant une clientèle sûre, mais on ne
risquera plus sa vie, tout au moins sa santé, en
avalant un bock. »

Le *Radical*, enregistrant à son tour l'impu-
dente décision, ajoute :

« Ainsi, quiconque, en Bavière, livrera à la
consommation locale de la bière salicylée sera
traité en empoisonneur ; mais, s'il empoisonne
les nations limitrophes, il sera considéré comme
le modèle des commerçants.

« Les Français sont maintenant prévenus. »

L'*Estafette* raille la fameuse « protestation » des brasseurs de Munich, dont nous avons fait justice l'autre jour :

« Nos empoisonneurs quotidiens, les bons brasseurs de Munich, se plaignent, dit-elle, de la presse parisienne. Ils ont pourtant trouvé — ce que nous regrettons — un journal, à Paris, pour publier une « protestation » que nous ne leur ferons ni l'honneur, ni le plaisir de reproduire.

« Ces messieurs sont froissés qu'on les accuse de sophistiquer les bières qu'ils nous vendent, de les imprégner fortement d'acide salicylique, et ils repoussent cette accusation, qui tend « à faire considérer comme nuisible la consommation de leurs bières, » qu'ils garantissent « naturelles et sans mélange ».

« Nous connaissons de longue date la parole et la probité commerciale allemandes, et nous savons ce qu'en vaut l'aune. La presse, d'ailleurs, n'est pour rien dans l'affaire de ces excellents commerçants, sinon qu'elle s'est faite le porte-paroles de notre Laboratoire municipal, où l'on rencontre les noms des premiers savants de France. Que ces messieurs aillent protester au Laboratoire ; nous verrons comment ils y seront reçus. »

La *Liberté* est tout aussi explicite :

« Partisans de la liberté commerciale, nous ne saurions être soupçonnés d'aucune arrière-pensée, et si nous condamnons les bières salicylées, c'est que nous les croyons nuisibles, par cela même que l'acide salicylique est une drogue pharmaceutique. Les brasseurs de Munich ont publié une protestation dans laquelle ils affirment qu'ils se conforment aux lois bavaroises, et n'emploient que du *malt, du houblon, de la levure et de l'eau*. Avec ces éléments cardinaux on ne fait pas de bières pour l'exportation. Il y a, de la part des brasseurs de Munich, un subtil *distinguo*. Telle est, en effet, la composition normale de la bière, mais telle n'est pas la bière réelle. L'usage de l'acide salicylique est tellement passé dans les mœurs de la brasserie allemande, qu'un congrès de chimistes qui vient de se réunir officiellement à Nuremberg (Bavière), a conclu à la présentation d'un projet de loi légalisant l'emploi de l'acide salicylique pour les bières destinées à l'exporta-

tion, tout en le proscrivant pour la consommation locale « comme dangereux pour la santé
publique. » La cause est entendue. »

Quant au *National*, dont nous avons déjà reproduit en son entier un vigoureux article flé-
trissant l'audacieuse malhonnêteté des savants
bavarois, voici ce qu'il dit de la « protestation » :

« Ainsi, MM. les brasseurs de Munich protestent ; *ils paient des réclames dans les journaux
pour faire savoir aux populations françaises que
leur marchandise est saine et peut être consommée sans inconvénient.*

« *Alors, quand nous disions que les brasseurs
allemands s'étaient syndiqués et avaient formé
un capital destiné à « tomber » le Laboratoire
municipal qui avait eu l'audace de les prendre
la main dans le sac de salicylate, nous n'étions
pas loin de la vérité.*

« Ce que nous ne comprenons pas, c'est la
campagne entreprise contre un établissement
qui n'atteint que les empoisonneurs. Si, ainsi
que le disent les brasseurs de Munich dans leur
protestation, « toutes leurs bières ont toujours
été et sont encore fabriquées en parfaite conformité avec la loi bavaroise, qui interdit avec

une extrême rigueur l'emploi d'autres substances que *malt, houblon, levure* et *eau;* s'ils
repoussent d'une façon absolue les accusations
contenues dans les articles en question et tendant à faire considérer comme nuisible la consommation de leurs bières, qu'ils garantissent
naturelles et sans mélange, » ils n'ont rien à
craindre du Laboratoire municipal qui ne
poursuit que la bière des Borgia.

« Quand on se sent morveux, on se mouche,
comme dit le proverbe populaire, et c'est ce
que Messieurs les « salicyleurs » ne font qu'en
rechignant.

« Si les brasseurs de Munich se conformaient
à la loi qu'ils citent, pourquoi l'*Institut de
chimie appliquée,* tenant une assemblée à
Nuremberg, déclarait-il que « l'emploi de l'acide
salicylique, quoique dangereux, devait être
autorisé pour les bières d'exportation » ?

« Et c'est sans doute parce que la loi bavaroise défend l'emploi d'autres substances que
malt, houblon, levure et *eau,* que le gouvernement bavarois a préparé le projet de loi dont
parlait notre rédacteur en chef dans son article :
l'*Allemagne empoisonneuse.* »

Le *Soleil* veut que le poison allemand soit supprimé sans hésitation :

« *La bière salicylée de Bavière, dit-il, n'est bonne que pour l'exportation et nos buveurs s'y laissent prendre.* D'autres qu'eux, fort heureusement, s'intéressent à la santé publique, et il faut savoir gré au Laboratoire municipal de l'énergie et de la persévérance qu'il a déployées dans la circonstance. Son action, éminemment honnête et préservatrice, est aussi très retentissante, et des fournisseurs éhontés mettraient bientôt un terme à leur coupable commerce si les parquets voulaient bien joindre leur action à la sienne, sans tenir compte de l'ineptie ordinaire des consommateurs, qu'il est nécessaire de protéger contre leur intempérance et leur gourmandise. Le consommateur, généralement, est un homme d'habitudes enracinées et qui protestera sûrement si on lui supprime son poison. Ce n'est point une raison de ne pas le supprimer, au contraire, toutes les fois que l'occasion s'en présentera. Je crois même qu'il serait urgent de la chercher. »

Mais il nous faudrait chaque jour toutes les colonnes du mot *Mot d'Ordre* si nous voulions

faire passer sous les yeux de ses lecteurs les
parties essentielles de tous les articles que nous
trouvons dans les journaux de Paris et des
départements, et qui nous apportent un concours si précieux et si puissant. Cette revue de
l'opinion serait extrêmement intéressante et
fructueuse ; malheureusement, nous le répétons, l'espace nous manquant, nous devons
nous borner à quelques extraits, lesquels suffisent, du reste, à donner une idée de l'étendue
du mouvement que nous avons créé.

Un dernier mot, pour aujourd'hui, au sujet
du résultat des analyses effectuées pendant le
mois de septembre par les chimistes du Laboratoire municipal.

391 échantillons de bière ont été analysés ;

271 ont été reconnus purs ;

3 avaient été mouillés ;

21 contenaient de la glucose ;

96 contenaient de l'*acide salicylique.*

Que l'on veuille bien comparer ces deux chiffres :

271 *bières pures,*

96 *salicylées.*

Est-ce qu'il n'y a pas là la démonstration

éclatante de ce que nous n'avons cessé de dire :
à savoir que la bière fabriquée dans des conditions normales, avec de bonnes matières premières et exempte des drogues par lesquelles les
empoisonneurs remplacent le houblon, n'a pas
besoin d'être additionnée d'acide salicylique?

Si ces 271 bières peuvent se passer d'acide
salicylique, pourquoi donc les 96 autres en
réclamaient-elles?

C'est là le nœud de la question, et c'est ce
que les prôneurs du poison cher aux Allemands
devraient bien nous expliquer.

Qu'ils l'avouent donc une fois pour toutes :
l'emploi de l'acide salicylique n'a pas d'autre
but que la conservation des mauvaises bières,
des bières mal faites, des bières frelatées, qui,
sans lui, ne pourraient être livrées à la consommation.

11 octobre 1886.

XXIX

Le Cercle national des armées de terre et de mer. — Pas de bière étrangère. — Bravo ! messieurs.

Parmi les résultats qu'a déjà donnés la campagne ouverte par nous contre les bières allemandes, résultats dont nous avons le droit d'être fiers, nous avons le plaisir d'enregistrer la décision prise avant-hier par la commission d'administration du *Cercle national des armées de terre et de mer.*

Cette commission a, en effet, décidé que les bières allemandes seraient rigoureusement exclues du Cercle et qu'il n'y serait consommé que des bières françaises.

Nous ne pouvons qu'applaudir à cette patriotique décision, qui vient d'être portée à la connaissance de la presse par l'honorable général Colonieu, président du Cercle national.

Les brasseurs badois et bavarois qui ont inutilement fait leurs offres de service, vont faire leur plus laide grimace, et les feuilles d'outre-Rhin vont prétendre que c'est là la preuve que les officiers français veulent la guerre ; mais nous nous contenterons de nous frotter les mains.

Bravo ! messieurs les officiers, et que votre exemple soit suivi, dans toute la France, par vos camarades !

XXX

Nous sommes tenaces. — Un document officiel. — L'acide
salicylique en baisse. — De 31 %/o à 7 %/o. — Pas si vite!
— Telles qu'elles sont... — Examinez maintenant. —
A l'Exposition internationale. — Défaite des brasseurs
allemands. — La « Lorraine » a le grand diplôme d'honneur. — La bière française vaut-elle la bière allemande?

Nos lecteurs ont pu croire que nous aban-
donnions notre campagne contre les bières
allemandes. Il n'en est rien, et si les empoisonneurs d'outre-Rhin se sont flattés de pouvoir
continuer tranquillement, désormais, leurs
éhontées pratiques, ils ont compté sans notre
ténacité.

Si depuis le 23 octobre, — où nous avons eu
la satisfaction d'enregistrer la décision prise
par la commission d'administration du *Cercle
national des armées de terre et de mer,* qui a

chassé la bière allemande de ses caves, — si, disons-nous, depuis quinze jours environ, nous avons laissé respirer les hacheurs de paille, c'est que, d'une part, nous avions dit tout ce qui nous paraissait indispensable pour édifier le lecteur, et que, d'autre part, divers autres sujets nous réclamaient.

Un document officiel, que nous avons reçu hier, nous rappelle à ce que nous considérons comme un devoir essentiellement patriotique.

Ce document, qui n'est autre que le « Relevé des opérations du Laboratoire de chimie pendant le mois d'octobre 1886 », nous apporte, d'ailleurs, des chiffres qui justifient si pleinement notre campagne contre les bières allemandes salicylées et qui en démontrent d'une façon si éclatante les victorieux effets, que nous ne croyons pouvoir mieux faire, dans l'intérêt de notre thèse, que de les mettre sous les yeux de nos lecteurs.

C'est le 14 août que nous avons dénoncé pour la première fois le salicylage des bières allemandes, et pendant ce mois d'août les chimistes du Laboratoire municipal ont analysé 344 échantillons de bière.

107 contenaient de l'acide salicylique.

Soit une proportion de 31 0/0.

Pendant le mois de septembre, alors que notre campagne était dans son plein, 391 échantillons ont été analysés.

96 contenaient de l'acide salicylique.

Soit une proportion de 24 1/2 0/0.

Enfin, pendant le mois d'octobre, où nous avons porté les derniers coups au salicylage, 207 échantillons ont subi l'analyse.

15 seulement contenaient de l'acide salicylique.

Soit une proportion de 7 0/0.

Ainsi, en trois mois, nous avons obtenu ce résultat que la *proportion des bières salicylées est tombée de* 31 à 7 0/0.

Nous soumettons ces chiffres à ceux qui niaient l'utilité, la nécessité de notre campagne, et nous leur demandons hardiment ce qu'ils pensent, dans leur for intérieur, du service que nous nous honorons hautement d'avoir rendu à la santé publique.

Mais, vont peut-être dire les défenseurs des brasseurs allemands, puisque vous avez obligé la plus grande partie de ceux-ci à renoncer à la toxique pratique du salicylage, on peut maintenant, à peu près en toute sécurité, boire les bières de Munich, de Nuremberg ou d'ailleurs.

Pas si vite! D'abord les Allemands n'ont pas complètement cessé de salicyler, puisque l'analyse dénonce encore 7 0/0 des bières qui entrent à Paris. Ensuite il est arrivé ceci : que les bières allemandes, privées du secours de l'acide salicylique, sont obligées de se montrer telles qu'elles sont réellement, c'est-à-dire comme des bières inachevées, imparfaites, inférieures, et que le consommateur se demande avec surprise d'où vient ce brusque changement.

Entrez maintenant dans un débit de bière allemande, et examinez attentivement le bock qu'on vous servira. Presque toujours vous constaterez qu'il manque de limpidité, qu'il n'a plus le « brillant » par lequel il se distinguait naguère, qu'il est « louche » en un mot, et cela vient uniquement de ce que vous avez devant vous de la bière mal fabriquée, trop jeune, insuffisamment fermentée, ayant souffert d'un voyage qui, dans les mauvaises conditions où cette bière a été faite, n'aurait dû s'effectuer qu'avec

le secours d'un poison antifermentescible, c'est-
à-dire de l'acide salicylique.

Je ne parlerai pas des autres découvertes que
l'on peut faire en dégustant la bière allemande
que n'a pas dénaturée le salicylage ; un peu
d'attention et de finesse de palais suffit à éclairer le consommateur.

Donc, nous ne cesserons de le répéter, salicylée ou non, la bière allemande doit être proscrite.

Et elle doit l'être avec d'autant moins d'hésitation que nous avons chez nous, en France,
des bières excellentes, exquises, qui, sous tous
les rapports, lui sont supérieures.

En veut-on une preuve qui ne saurait être
contestée ?

C'est avant-hier que s'est prononcé le jury
chargé d'examiner les bières présentées à l'Exposition internationale, qui a lieu en ce moment
au Palais de l'Industrie.

Il y avait là, à côté des bières françaises, les
marques allemandes les plus réputées, et il
serait oiseux de dire que, pour écraser nos
compatriotes, les brasseurs d'outre-Rhin s'é-
taient surpassés.

Eh bien ! *à l'unanimité*, c'est à une bière française, à une bière vosgienne, à la bière connue sous le nom de *la Lorraine*, et fabriquée à Xertigny (Vosges), qu'a été décerné le Grand Diplôme d'honneur, la plus haute récompense attribuée à la section des bières.

Les brasseurs allemands n'ont obtenu que des médailles inférieures.

Dira-t-on maintenant que la bière française ne vaut pas la bière allemande ?

9 novembre 1886.

XXXI

Les Allemands enragent. — Injures et menaces. — Encore
l'ambassadeur d'Allemagne. — Combinaison avortée. —
L'autorité allemande cherche autre chose. — Le prince
de Hohenlohe et les brasseurs alsaciens. — Tristes confi-
dences. — Sympathies toujours précieuses. — Nous les
briserons tous. — Bandes soudoyées. — Deux exemples.
— Un café-concert de bonne composition. — Marchand
de romances patriotiques et diva rancie. — Tous les cafetiers ne se ressemblent pas. — Un mot d'ordre. — Coup
mortel.

Les Allemands enragent. Nous voyant occupés à autre chose, ils se flattaient que nous les
laisserions tranquilles désormais, et notre dernier article, en leur enlevant cet espoir, les a
exaspérés. Depuis huit jours nous sommes as-
saillis de lettres d'injures et de ridicules menaces, auxquelles nous n'accorderions même

pas une seconde d'attention, si elles n'étaient
l'accompagnement d'autres manœuvres d'un
caractère plus sérieux, que le moment nous paraît venu de dénoncer publiquement.

Nos lecteurs n'ont peut-être pas oublié ce
que nous leur avons dit naguère des démarches
faites par l'ambassadeur d'Allemagne, le comte
Munster, auprès du président du conseil, du
garde des sceaux et de divers hauts fonctionnaires. Il s'agissait de sauver les brasseurs allemands et leur odieuse marchandise, et le
comte Munster avait si bien manœuvré qu'il
avait obtenu que le procureur de la République
serait invité à rédiger une consultation concluant à l'impossibilité de poursuites directes
contre les empoisonneurs d'outre-Rhin.

Malheureusement, nous fûmes averti à temps
et nous nous empressâmes de dévoiler la petite
combinaison qui, ainsi, avorta.

L'autorité allemande, déçue, chercha alors
autre chose. Elle savait que les brasseurs alsaciens nous étaient reconnaissants de notre campagne, — et, en effet, la plupart d'entre eux,
et les plus importants, nous ont, par lettres ou
par visites, donné les marques les moins équi-

voques de leur gratitude, en même temps que
de leur haine pour l'Allemagne et de leur in-
déracinable amour pour la France. Ce fut de
leur côté qu'on se tourna : des menaces leur
furent adressées : on les avertit que, si leurs
représentants à Paris se livraient encore à la
plus légère manifestation de sympathie à notre
égard, l'administration du Statthalter — ce
prince de Hohenhohe dont les irracontables
aventures parisiennes sont le secret de Poli-
chinelle — saurait le leur faire payer.

Devant cette mise en demeure, que pou-
vaient-ils? Ils nous firent leurs tristes confi-
dences et, navrés, s'éloignèrent.

Qu'ils sachent bien que nous les comptons
toujours parmi ceux que nous entendons défendre, et que leurs sympathies, pour rester
désormais secrètes, ne nous sont pas moins
précieuses qu'alors qu'elles se manifestaient
publiquement.

En même temps que l'administration agissait, les empoisonneurs allemands jetaient feu
et flammes. Ils sont riches, les gaillards, et
l'idée leur vint tout d'abord qu'avec de l'argent
ils auraient raison de notre hostilité.

Nous pourrions dire là-dessus des choses curieuses, mais nous n'en voyons pas l'utilité, — au moins en ce moment, — et nous nous contenterons de noter qu'ils dépensèrent des sommes considérables, tant en France qu'en Belgique, pour essayer d'annihiler les effets désastreux de notre campagne.

L'insuccès le plus complet ayant couronné leurs méritoires efforts, ils en conçurent un tel dépit qu'ils poussèrent l'impudence — et l'imprudence — jusqu'à se répandre en menaces contre les ministres, les fonctionnaires et les magistrats français qui ne prennent point leur défense. Du haut de leurs millions, ils affirment bêtement qu'ils briseront le chef du Laboratoire municipal, qui se permet d'analyser et de dénoncer leur poison, le préfet de police qui ne désavoue pas celui-ci, le procureur de la République, qui n'a pas fait ce qu'on attendait de lui, le ministre de la justice, qui n'a pas forcé la main à son subordonné, et enfin, s'il le faut, le président du conseil, ministre des affaires étrangères, qui n'a pu donner complète satisfaction au comte Munster.

Tout cela est grotesque. Les brasseurs alle-

mands ne briseront rien. C'est nous qui les briserons. C'est nous qui, petit à petit, leur enlè-
verons le marché parisien, leur enseigne dans
le monde entier. C'est nous qui les enfermerons
dans leur pays, lequel, réduit à lui-même, ne
saurait vivre.

Mais ce n'est pas seulement en Alsace et en
Allemagne que les brasseurs teutons travaillent.
Ici même ils tentent de réagir et, sentant le
terrain leur échapper, ils essaient, par tous·les
moyens, de le reconquérir. Ils ont donc sou-
doyé des bandes qui se rendent dans les établissements où l'on débite de la bière française
et y demandent bruyamment de la bière allemande, menaçant les cafetiers de leur organi-
ser, s'ils ne cèdent point, des charivaris qui
feront fuir la clientèle.

Je me bornerai à deux exemples.

Un café-concert, situé près du boulevard, et
où une diva vieillie chevrote des chansons jadis
fameuses, a été envahi l'autre jour par une
vingtaine de hacheurs de paille, de ces commis à poil jaunâtre et à mains gluantes qui pul-
lulent dans les environs de la rue de l'Échi-
quier, lesquels, réclamant à grands cris de la

bière allemande et traitant de « saleté » la bière française, déclarèrent au patron épouvanté que, s'il ne s'approvisionnait immédiatement dans leur pays, ils viendraient tous les soirs, en force, empêcher ses artistes de chanter.

Il n'y avait qu'à envoyer quérir les gardiens de la paix et à faire conduire tous ces drôles au poste ; il eût même suffi de laisser le public leur administrer une forte correction, ce à quoi il n'eût pas manqué. Mais le bon marchand de romances ne l'a pas compris ainsi : pour lui, l'argent n'a pas d'odeur ; il a tout de suite obéi à la sommation, et l'on peut maintenant aller s'empoisonner chez lui, à l'allemande, tout en savourant les chants — patriotiques ! — de sa diva rancie.

Le second exemple est plus agréable à conter.

La même tentative a été faite la semaine dernière dans un café du boulevard Montmartre, où l'on vendait jadis de la bière allemande et où l'on ne sert plus que de la bière française, crânement et loyalement affichée. Mais les aimables têtes carrées avaient affaire cette fois à un autre homme que le piteux marchand de chansons au salicylate, et elles furent vigoureu-

sement éconduites. Elles n'y reviendront pas,
on peut en être certain.

Je pourrais citer d'autres faits, mais ceux-là
indiquent suffisamment à quel procédé vont désormais recourir les Allemands pour conserver
à tout prix le fructueux débouché dont ils ont
joui jusqu'ici. Que les Parisiens ne s'y laissent
donc point tromper : quand, dans un café quelconque, ils verront, à leurs côtés, des inconnus
réclamer de la bière allemande et en vanter
bruyamment les mérites, ils pourront se dire,
neuf fois sur dix, même en l'absence de tout
accent, que ces individus sont des Allemands
ou des salariés des brasseurs allemands.

Le mot d'ordre est donné en vue d'un effort
suprême ; les Allemands veulent vaincre à tout
prix, et c'est, par conséquent, à nous, consommateurs, qu'il appartient de stériliser cet effort
et de tenir en respect les drôles qui voudraient
recourir au tapage pour imposer leur poison.

Voilà ce que nous avons à faire, et, pour
nous y encourager, nous pouvons nous dire,
en toute certitude, que, le jour où il n'entrera
plus une goutte de bière allemande dans un
gosier français, cette bière sera proscrite dans

12

le monde entier, — ce qui revient à dire qu'un coup terrible, qu'un coup mortel aura été porté au commerce de cette Allemagne que, Français, nous devons — jusqu'au jour marqué par le destin — poursuivre d'une irréductible, d'une inextinguible haine.

16 novembre 1886.

XXXII

Les sympathies du *Figaro* pour les Allemands. — Ces excellents Prussiens. — Le *Figaro* fait le mort. — Un argument du genre idiot. — Mauvaise foi. — Faire la bête
pour avoir du son. — A quoi bon résister?

Le *Figaro* ne néglige aucune occasion de
émoigner de ses sympathies pour les Allemands. L'autre jour, on ne l'a pas oublié, il
déplorait avec amertume que ces excellents
Prussiens fussent consignés à la porte des salons parisiens, et il s'efforçait en même temps
d'attirer ses bons amis à l'Exposition de 1889.

Pour amadouer les Allemands, rien ne lui
semble malaisé, et c'est, par exemple, avec la
plus entière sérénité qu'il calomnie nos fabricants, coupables de lutter avec succès, sur
notre propre marché, avec leurs concurrents
ou contrefacteurs d'outre-Rhin.

Un moment, oubliant ses devoirs, il a déclaré
que la bière allemande était un poison dangereux, mais il s'est vite repenti d'avoir ainsi
contristé ses chers Teutons, et, pour réparer
sa faute, il a tout de suite accusé de salicylage
des brasseurs vosgiens — qui, par l'organe de
M. Marc Virey, de Xertigny, l'ont, il est vrai,
mis sur-le-champ en demeure de faire la preuve
de sa calomnie, mais auxquels, faisant subitement le mort, il s'est bien gardé de répliquer (1).

Aujourd'hui qu'il croit l'incident clos, il revient à la charge, sous une nouvelle forme, et,
à propos d'un nouveau livre de M. Drumont,
— nous avouons n'avoir pas saisi la corrélation
— il s'écrie gravement :

« C'est comme pour la question des bières

(1) Voici la lettre écrite par M. Marc Virey, au rédacteur
du *Figaro* :

Paris, 12 octobre 1886.

« Monsieur,

« Dans un article du *Figaro* du 9 octobre, au bas duquel
on est étonné de lire la signature d'un Français, vous traitez
la question des bières et vous affirmez, entre autres choses,
que le Laboratoire municipal de Paris a saisi et retourné à
leurs expéditeurs trois wagons de bières de provenance
vosgienne.

« Au nom des brasseurs des Vosges et au mien, je vous

allemandes. Voulez-vous qu'on n'en boive plus en France ? Fabriquez des bières françaises qui les valent. »

Nous connaissons l'argument, qui, nous ne le cèlerons pas à notre confrère, est du genre idiot, — bien que venant d'Allemagne en ligne directe.

Malheureusement pour lui, il n'est pas seulement idiot ; il est encore de la plus insigne mauvaise foi, car le rédacteur en chef du *Figaro* — c'est, en effet, M. Magnard qui s'en sert — ne peut pas ignorer qu', dans le concours des bières françaises et étrangères qui vient d'avoir lieu à l'Exposition du Palais de l'Industrie, c'est une bière française, la

donne le démenti le plus absolu. et vous mets au défi, non seulement de prouver ce que vous avez avancé, mais même d'établir que les bières des Vosges aient jamais été l'objet de poursuites ou de procès-verbaux pour falsification.

« Le Laboratoire municipal a toute latitude pour vous fournir les renseignements qui nous concernent; nous l'y autorisons, et, en tant que de besoin, nous le requérons de le faire.

« Pour les brasseurs vosgiens,
« MARC VIREY,
« De la brasserie « La Lorraine »
de Xertigny (Vosges), 24, rue Louis Blanc, à Paris. »

« Lorraine », qui, à l'unanimité, a remporté le Grand Diplôme d'honneur, alors que les plus réputées des bières allemandes n'obtenaient que des récompenses inférieures.

Un jury international proclame la supériorité incontestable, absolue, d'une bière française sur les meilleures bières allemandes, et, huit jours après, le *Figaro*, qui feint l'ignorance, dit narquoisement aux brasseurs français :

« Faites de la bière qui vaille celle des Allemands! »

C'est ce qu'on appelle familièrement « faire la bête », cela, monsieur Magnard; on se sert même d'un autre mot, et on y ajoute·quelque chose que vous savez bien.

A quoi bon insister? En demandant que nous ouvrions nos salons aux Prussiens comme en invitant ceux-ci à l'Exposition de 1889, en prônant la bière allemande comme en calomniant les brasseurs français, le *Figaro* ne fait que nous donner une preuve de plus du patriotisme que nous lui avons toujours connu.et de la bonne foi par laquelle il s'est toujours distingué.

19 novembre 1886.

XXXIII

Le Conseil municipal de Lyon. — M. Trousselier. — Un
vœu intelligent. — Avis aux autres conseils municipaux
français.

Ce n'est pas seulement la presse de Paris et
de la province que notre campagne contre les
bières allemandes a mise en mouvement ; ce sont
encore les corps constitués et les corps élus.

Voici, par exemple, le texte d'un vœu qui a
été déposé sur le bureau du Conseil municipal
de Lyon par M. Trousselier, l'un des membres
de cette assemblée :

« Considérant que les brasseurs étrangers
introduisent en France des bières contenant
des salicylates que l'on y introduit pour les
conserver plus facilement et plus longtemps ;

« Que ces bières salicylées sont dangereuses pour la santé publique et doivent être rigoureusement arrêtées à nos frontières ;

« Que le salicylage, dont les intéressés affirment l'innocuité, est, au contraire, condamné par les chimistes français ;

« Par ces motifs :

« Le Conseil émet le vœu que le gouvernement surveille avec la plus grande vigilance les introductions de bière étrangère et n'hésite pas à saisir les bières salicylées et à sévir contre les représentants des maisons expéditrices. »

Nous espérons non seulement que ce vœu sera adopté et que le gouvernement en tiendra compte, mais encore que les autres conseils municipaux des grandes villes de France suivront cet exemple.

Puisque les empoisonneurs allemands osent nous menacer, il faut que nous leur prouvions que les Français ne sont pas gens à supporter leurs impudentes et grossières rodomontades.

20 novembre 1886.

XXXIV

Encore le vœu de M. Trousselier. — Le vœu est adopté. —
Le gouvernement invité à sévir. — Félicitations méri-
tées.

Nous avons enregistré avant-hier le vœu
déposé sur le bureau du conseil municipal de
Lyon, par l'honorable M. Trousselier, contre
les bières allemandes salicylées.

Nous apprenons que, dans sa dernière séance,
le conseil a discuté la question, et qu'après un
court débat entre le rapporteur et un autre
conseiller, M. Quivogne, le vœu de M. Trousselier a été adopté dans la forme suivante :

« *Le Conseil émet le vœu que le gouvernement surveille, avec la plus grande vigilance,
les introductions de bière étrangère et n'hésite*

pas à saisir les bières salicylées et à sévir contre les dépositaires. »

Nous envoyons nos sincères félicitations à M. Trousselier et au Conseil municipal de Lyon, et nous exprimons de nouveau l'espoir que cet exemple, inspiré par le légitime souci de la santé publique et par le patriotisme, sera suivi par les conseils municipaux de toutes les grandes villes de France.

22 novembre 1886.

XXXV

Aux étudiants français. — Le devoir de tous. — Les brasseries allemandes du quartier Latin. — Femmes et liquide dangereux. — Clientèle précieuse. — Un exemple
   de patriotisme. — Éloignez-vous des brasseries allemandes.

Dans la campagne que nous avons ouverte,
il y a plus de trois mois, contre les bières allemandes salicylées, et dans laquelle nous avons
été suivi par un grand nombre de journaux de
Paris et des départements, nous n'avons jamais
fait appel à telle ou telle catégorie de citoyens,
pour nous aider dans une lutte qui a déjà, on
le sait, porté ses fruits. Nous estimons, en effet,
qu'il n'y a pas de distinction à faire, et que c'est
le devoir de tous les Français, — au point de
vue du patriotisme aussi bien qu'à celui de

l'intérêt de l'industrie nationale,—de repousser
la bière allemande, qui, d'ailleurs, la science
en a donné les irréfutables preuves, est un
poison dangereux.

Un de nos confrères juge que la guerre peut
se faire d'une façon partielle, et s'adresse en
particulier aux étudiants, les adjurant de ne
plus mettre les pieds dans les brasseries allemandes qui encombrent le quartier Latin.

Nous ne saurions le désapprouver, car nous
jugeons que tous les moyens qui peuvent loyalement concourir au but que nous poursuivons
ensemble sont bons à employer. Nous joignons
donc nos exhortations aux siennes, et nous
demandons aux étudiants de renoncer à cette
bière allemande, qui leur est, en général, servie par des femmes tout aussi dangereuses —
nous n'avons pas besoin de nous expliquer
davantage — que le liquide frelaté qu'elles
débitent.

Sans aller jusqu'à croire, comme notre confrère, qu'une seule brasserie du quartier Latin
vend pour 10,000 francs de bière par jour —
plus de 33,000 bocks! — ce qui est une exagération évidente, nous savons que les quinze

à vingt mille étudiants de Paris consomment des quantités de bière considérables. Leur clientèle est donc précieuse pour les brasseurs allemands, et le jour où elle leur échapperait, ceux-ci recevraient un coup sensible, en même temps que les brasseurs français trouveraient dans l'augmentation de leur débit un encouragement sérieux.

C'est donc aux étudiants de voir s'ils veulent continuer à enrichir les Allemands, — tout en compromettant leur santé, — ou s'ils préfèrent donner un exemple de patriotisme bien entendu en favorisant l'industrie nationale, combattue à outrance par nos pires ennemis.

Étudiants français, nous vous le demandons au nom du patriotisme, au nom des intérêts nationaux qui, certainement, vous sont chers et que vous pouvez utilement servir, éloignez-vous des brasseries où l'on vous empoisonne avec de la bière allemande.

26 novembre 1886.

XXXVI

« Une fructueuse démarche. » — « Méchanceté philanthropique. » — Un député-négociant que gênent les lois sur
la falsification. — Un ministre qui manque à ses devoirs.
— Le droit à la falsification. — Ironie mal placée. —
Attitude équivoque. — Nous avons les yeux ouverts.

Un de nos lecteurs appelle notre attention
sur le numéro du *Bulletin commercial des vins
et alcools en détail*, paru le 1ᵉʳ novembre, et
dans lequel, sous le titre : « Une fructueuse
démarche », il est rendu compte d'une visite
faite, quelques jours avant, au ministre de la
justice, par une délégation de la chambre syn-
dicale des débitants de vins, chargée de protester contre la « Méchanceté philanthropique »
de M. le docteur Chautemps, président de la

commission de contrôle du Laboratoire municipal, lequel, avec ses collègues de la commission, a osé demander des poursuites contre les
fabricants et marchands de bières empoisonnées par l'acide salicylique.

C'est, paraît-il, un député de la Seine, négociant en vins, qui avait été chargé de porter la
parole, et il n'a pas manqué, assure le *Bulletin*,
de renouveler sa demande de suppression des
lois — si gênantes, hélas! — qui interdisent la
falsification des boissons et des denrées alimentaires.

Il a, en outre, particulièrement entretenu le
ministre de l'arrêté pris par le préfet de police,
en conformité des instructions ministérielles,
au sujet de l'emploi de l'acide salicylique, et
il a vivement insisté sur les bienfaits que ce
poison peut, — malgré l'opinion des plus
illustres médecins, — rendre à l'humanité.

Si l'on en croit l'organe des négociants en
vins, le ministre de la justice aurait fort bien
accueilli les doléances de la délégation, et il
aurait même déclaré, avec une ironie pleine de
goût, que l'influence de M. Chautemps, toute
grande qu'elle soit, ne saurait jamais l'amener.

à se rendre complice d'une scandaleuse injustice.

Le ministre aurait ajouté qu'il allait sérieusement examiner si, en prenant l'arrêté de 1881, le préfet de police n'avait pas outrepassé ses droits, et il aurait congédié la délégation avec toutes sortes de promesses.

Nous n'avons pas à rechercher si l'organe des négociants en vins a donné un compte rendu fidèle de la démarche faite auprès du ministre, et nous avons encore moins à discuter les opinions... scientifiques de commerçants qui ne cessent depuis des années de réclamer le droit au mouillage et à la falsification des vins, au salicylage des bières et, en général, de toutes les denrées alimentaires. Ces messieurs veulent gagner facilement et rapidement beaucoup d'argent : tant pis pour le consommateur si sa santé fait les frais de leur fortune.

Mais nous devons constater que le ministre de la justice — en tenant pour exact le compte rendu que nous avons sous les yeux — a manqué à tous ses devoirs, et qu'il n'avait pas le droit de parler ainsi qu'il l'a fait.

Avant de faire de l'ironie sur le compte de
M. Chautemps — dont la personnalité est tout
aussi honorable que la sienne et qui jouit de
toute la confiance des électeurs et du conseil
municipal de Paris, — avant de parler d'abus
de pouvoir, avant de qualifier — ce qui est
bien grave de la part d'un chef de la magistrature — de « flagrantes injustices » des
pénalités prononcées par les tribunaux, avant,
disons-nous, de songer à satisfaire à tout prix
un député armé d'un bulletin de vote, M. le
ministre de la justice eût sagement fait de se
rappeler que des savants indiscutés, c'est-
à-dire que des hommes dont l'autorité est un
peu plus sérieuse que la sienne et que celle des
délégués des marchands de vins, ont sévèrement
condamné les falsifications qu'il voudrait protéger aujourd'hui.

Dans la question de l'acide salicylique, il est
bon de le rappeler, le ministre de la justice a
toujours eu une attitude peu nette, et l'on se
souvient que nous avons déjà dû dénoncer et
faire avorter une petite combinaison à laquelle
l'ambassadeur d'Allemagne n'était pas étranger.

Cela devrait lui faire comprendre que nous

avons les yeux ouverts, et que nous sommes décidés à ne pas laisser le champ libre aux empoisonneurs, ni à ceux qui pourraient être tentés de favoriser leurs louches opérations.

1er décembre 1886.

XXXVII

Le *Gil Blas*. — Sophistications démasquées. — Encore la
chimie germanique. — Un antipatriotique engouement.
— La lumière est faite. — L'élan est général.

De nouveaux journaux sont venus se joindre,
dans ces derniers temps, à ceux, déjà si nombreux, qui nous font l'honneur de nous suivre
dans la campagne que nous avons entreprise
contre la bière allemande, et qui ne s'arrêtera
que le jour où cet odieux liquide sera définitivement consigné à la frontière. Nous citerons,
par exemple, le *Gil Blas*, que la question avait
d'abord laissé indifférent, mais qui a fini par
se laisser convaincre, et dont l'appui nous
serait encore plus précieux s'il avait un caractère moins particulier.

Voici ce que disait l'autre jour notre confrère :

« De toutes les bières qui nous offrent dans le cristal étincelant, les tentations de leur éclat de topaze, de leur mousse laiteuse, de leur fraîche et piquante saveur, laquelle choisir, où tremper avec sécurité nos lèvres avides, comment discerner la vraie boisson d'orge, sincère et franche, parmi les sophistications dangereuses qu'une récente campagne de la presse a démasquées, et qu'elle flétrit chaque jour avec une si véhémente indignation ?

« Le public, trop longtemps, a donné la préférence à la bière allemande, qui se présentait à lui dans le cadre artistique de tavernes originales, installées dans le goût ancien. Là, pendant deux ou trois ans, il a absorbé sous prétexte de « dégustation » *des breuvages où le suc d'orge et de houblon se mêlait à d'immondes drogues,* IMAGINÉES PAR LA CHIMIE GERMANIQUE. Il a fallu que l'unanime réprobation des journalistes, émus de ces adultérations *et de leur désastreuse influence sur la santé,* ouvrît les yeux de ceux qui sont officiellement chargés de l'hygiène publique, pour ramener enfin à nos produits nationaux la faveur qu'un *antipatriotique* engouement accordait aux bières d'outre-Rhin.

« Car, c'est triste à dire : pendant qu'en France les brasseries produisaient d'excellente bière, partout le consommateur la refusait, exigeant sur les fûts l'estampille teutonne *et se gorgeant d'acides salicyliques, au grand dommage de son estomac abîmé.*

« Aujourd'hui, la lumière est faite : *on sait qu'il faut,* DE TOUTE URGENCE, *repousser les bières germaniques* et adopter, au double point de vue économique et patriotique, *la saine et honnête bière nationale.* L'élan est si général, que les cafés se sont hâtés de remplacer sur leurs enseignes les dénominations allemandes par les marques de fabrication française réputées les meilleures, affirmées telles par l'impeccable et incorruptible science. »

D'autres journaux qui avaient, comme le *Gil Blas,* négligé la question, ont enfin, eux aussi, ouvert les yeux, et tiennent aussi le même langage, ce dont nous les félicitons et les remercions.

1er décembre 1886.

13.

XXXVIII

Vils calomniateurs. — Gens de sac et de corde. — Innocentes victimes. — O douleur ! la justice allemande
continue à condamner des brasseurs allemands. —
Kyrielle édifiante. — Cynique constraste. — Ils s'en
lavent les mains. — C'est nous qui buvons le poison. —
A ventre déboutonné...

Les brasseurs allemands n'ont jamais falsifié
leur bière : c'est une affaire entendue. Ceux de
mes confrères qui les ont, avec moi, accusés
de nous faire avaler les drogues les plus malfaisantes, sont de vils calomniateurs : c'est
encore entendu.

Quant aux chimistes du Laboratoire municipal, qui trouvent dans la bière allemande de
l'acide salicylique ou tous autres produits nuisibles, ce sont gens de sac et de corde qui

sont payés par les brasseurs français pour
introduire eux-mêmes dans le liquide teuton le
poison qu'ils en retirent ensuite.

Les brasseurs allemands sont d'innocentes
victimes, et ce qui met le comble à leur infor-
tune, c'est que ce n'est pas nous seulement
qui les « victimons » ; c'est encore — ô douleur ! — la justice allemande elle-même qui,
déjà, en juillet dernier, condamnait près d'une
centaine d'entre eux à la prison et à l'amende.

L'*Allgemeine Brauer und Hopfen Zeitung*
(Gazette universelle des Brasseurs et du Houblon) nous apprend, en effet, que les juges de
Nuremberg viennent de condamner, pour addition à la bière d'ingrédients destinés à la colo-
rer, c'est-à-dire pour falsification, une douzaine
de brasseurs dont voici les noms avec le détail
des condamnations :

1° F. Gerzer : 3 mois de prison et 1,000
marcks (le marck vaut 1 fr. 25) d'amende à
transformer, en cas d'insolvabilité, en 100 jours
de réclusion ;

2° Strangel, maître brasseur : 2 mois de prison et 500 marcks d'amende, éventuellement
50 jours de réclusion ;

3° F. Gruber (1) : 1 mois et demi de prison et 400 marcks d'amende, éventuellement 40 jours de réclusion ;

4° Hierstetter : 3 mois et demi de prison et 1,000 marcks d'amende, éventuellement 100 jours de réclusion ;

5° Wilh. Kneitinger : 2 mois et demi de prison et 800 marcks d'amende, éventuellement 80 jours de réclusion ;

6° Intermayer : 1 mois et demi de prison et 400 marcks d'amende, éventuellement 40 jours de réclusion ;

7° Jos. Burnikel : 2 mois et demi de prison et 800 marcks d'amende, éventuellement 80 jours de réclusion ;

8° A. Bruckel : 2 mois de prison et 600 marks d'amende, éventuellement 60 jours de réclusion ;

9° J. Weigert : 4 mois de prison et 1,200 marcks d'amende, éventuellement 120 jours de réclusion ;

---

(1) Il va sans dire que ce Gruber n'a rien de commun avec MM. Gruber et Cᵉ, les honorables brasseurs strasbourgeois dont il porte si mal le nom, et qui luttent courageusement et loyalement contre la concurrence allemande.

10° F. Wich, en tenant compte des peines prononcées contre lui à Memmingen et à Munich : quatorze mois de prison et 240 marks d'amende, éventuellement 24 jours de réclusion ;

11° G. Fricker : comme pour le précédent une peine totale de 11 mois de prison et 240 marcks d'amende, éventuellement 24 jours de réclusion ;

12° et enfin Rosenmann, voyageur de commerce, également une peine totale de un mois et demi de prison.

La kyrielle est, comme on voit, instructive, et nous prions instamment ceux qui nous ont accusés de calomnier les brasseurs allemands de vouloir bien la méditer.

Mais ce qu'il importe surtout de remarquer, c'est le contraste que forme la sévérité des tribunaux bavarois contre les falsificateurs de la bière qui doit être bue en Bavière, avec le cynisme de la loi bavaroise qui permet le salicylage, c'est-à-dire l'empoisonnement de la bière expédiée à l'étranger.

Le législateur allemand est sans pitié quand c'est sa santé qui est en jeu ; mais quand c'est celle du voisin et surtout du maudit Français, le bon législateur et le bon juge teutons clignent gaiement de l'œil et s'en lavent les mains.

De sorte que les Français boivent, à Paris et ailleurs, de la bière allemande contre laquelle nos parquets ne font rien, mais qui, en Allemagne, ferait condamner ses fabricants à des années de prison !

Si les hacheurs de paille ne rient pas à ventre déboutonné de notre bêtise, c'est qu'ils n'ont vraiment pas la gaieté facile.

12 décembre 1886.

XXXIX

Nouvelles condamnations. — Les mystères des caves de la maison Wilh. Richter. — Bière chauve. — Catarrhe gastrique. — Acide salicylique et caramel. — C'est nous qui buvons les liquides suspects.

Ce ne sont pas seulement les juges de Nuremberg qui déclarent que les brasseurs allemands sont des empoisonneurs et qui les condamnent en conséquence, — ainsi que nous le relations dans notre article du 12 décembre ; — les juges de Berlin en font autant pour les brasseurs où marchands en gros de l'Allemagne du Nord, et, afin que le fait ne puisse être contesté par les défenseurs de la bière allemande, nous nous empressons de reproduire l'article suivant que nous trouvons dans la *Revue uni-*

verselle *de la Brasserie et de la Malterie,* laquelle, cependant, nous l'avons déjà fait remarquer, a toujours été sympathique aux brasseurs d'outre-Rhin :

« BERLIN. — Les mystères des caves de la maison de vente de bière bien connue de Friedr. Wilh. Richter ont été dévoilés d'une manière peu favorable devant la 2ᵉ chambre criminelle de la première cour nationale. La Société en commandite opérant sous la firme susdite, qui fournit une portion assez importante de la consommation de bière à Berlin, était, en effet, accusée d'avoir en 1883 et 1884, pratiqué l'adultération de bière sur une grande échelle. Étaient inculpés : Elsner, chef de cave, Wilhelm-Adolf Richter, négociant, et Carl Theodor Ziegler, gérant, tous prévenus d'infraction à la loi sur les substances alimentaires et de fraude réitérée. Le chef de cave Elsner avait la charge de surveiller et de manipuler les bières vendues par la maison. D'après les résultats de l'enquête du ministère public, qui a été provoquée par différentes plaintes d'acheteurs de bière de Richter, Elsner aurait, d'après les instructions des deux autres inculpés, mé-

langé huit sortes de bières différentes, suivant
les besoins, puis il aurait expédié ce mélange
aux clients de la Société, sous le nom d'une
sorte de bière déterminée. C'est ainsi que, notamment d'après les aveux de l'accusé Elsner,
on aurait mélangé de la bière de Patzenhofen
avec d'autre bière parce que souvent il était
impossible de suffire à la demande de cette
bière de la part des clients ; on mélangeait souvent aussi de la bière de Nuremberg, de Culm-
bach, d'Erlangen, de Werder, du Leistenbrau ;
de même on ajoutait, à de la bière de Nuremberg éventée, de la bière de la brasserie Adler
de Berlin, et l'on rafraîchissait, au moyen d'un
mélange de jeune bière, la bière authentique
devenue plate.

« L'accusé Elsner prétend, à la vérité, qu'on
ne devait pratiquer cette revivification qu'en
cas de nécessité, avec de la bière authentique
devenue chauve par suite du transport. *Mais il
est démontré que l'on rafraîchissait aussi de
cette manière la bière éventée que les clients
avaient renvoyée aux accusés comme impropre
à l'usage.* En outre, de la bière Leistenbrau
avait été additionnée d'*acide salicylique*, et l'on

ajoutait du *caramel* à la bière pâle qu'on employait pour l'adultération, afin d'obtenir la couleur foncée qui correspond aux bières authentiques.

« Cette manœuvre était consignée exactement dans les livres de la Société, de sorte qu'on peut, d'après les livres, se rendre un compte très exact des sorties et des quantités de bière employées dans ces divers mélanges.

« Si ces artifices de laboratoire, au moyen desquels on débitait aux amateurs de bières authentiques une mixture de bière authentique et de bière de Berlin, au lieu de ce qu'ils demandaient, n'avaient en eux-mêmes rien de très recommandable, ils devenaient tout à fait dangereux en ce qui concerne la bière de Zerbst. Cette bière de fermentation haute est principalement employée comme bière de nourrices. Et si, comme c'est ici le cas, on y ajoute de la bière éventée pour diminuer la fermentation, *on court risque de provoquer un catarrhe gastrique et intestinal chez les nourrissons.*

« ... Comme nous l'avons dit, l'accusé Elsner avouait en général avoir pratiqué les manœuvres en question ; *mais elles seraient d'après lui coutumières dans le traitement des bières*, et l'accusé Richter en aurait eu de son côté connaissance.

« … L'addition d'acide salicylique à la Leistenbrau aurait eu pour but de clarifier la bière.

« L'accusé Richter prétend avoir entièrement abandonné à Elsner le traitement des bières et n'avoir rien su des mélanges. Cette dernière allégation est faite également par l'accusé Ziegler qui déclare n'avoir eu à s'occuper que de la tenue des livres de comptabilité.

« *Le Dr Bischoff, expert, n'hésita pas un instant à considérer ces mélanges de bière, et surtout l'emploi de bière éventée, d'acide salicylique et du caramel, comme des falsifications de bière évidentes, tombant sous l'application de la loi sur les substances alimentaire*s.

« M. Wolf, membre du conseil médical privé, déposa que l'addition de bière éventée à d'autre bière pouvait avoir des effets nuisibles à la santé, *puisque cette bière peut provoquer du catarrhe gastrique et intestinal*, et que cette insalubrité est surtout incontestable dans la manipulation pratiquée sur la bière de Zerbst destinée aux nourrices.

« Le ministère public requérait contre Elsner trois mois de prison, contre Richter également trois mois de prison et cinq cents marks d'amende, contre Ziegler deux mois de prison et trois cents marks d'amende, ainsi que la publication du jugement.

« La cour estima que ce mode de pratiquer les affaires tel qu'il avait été en usage jusqu'en 1885 dans la maison Richter constituait un abus flagrant.

« En conséquence, *elle a condamné Elsner à six semaines de prison, Richter à cent cinquante marks d'amende ou éventuellement quinze jours de détention.* »

Si l'odieuse mixture qui a fait condamner Elsner et Richter avait été expédiée en France au lieu d'être servie aux Berlinois, les bons magistrats teutons n'eussent fait qu'en rire; et, d'ailleurs, pourquoi se fussent-ils montrés plus sévères que notre parquet, qui ne juge pas à propos de s'émouvoir, et qui trouve très suffisant d'interdire l'entrée à Paris du poison que

les fabricants allemands se contentent alors
de réexpédier à leurs clients de province?

Les Allemands ne veulent pas se laisser empoisonner, et c'est nous qui buvons béatement
les liquides suspects dont ils ne veulent pas !

24 décembre 1886.

XL

Démonstration complète. — La bière allemande jugée et
condamnée. — Les bières de France et d'Alsace lui sont
supérieures. — Une analyse. — La bière Gruber. — Ni
acide salicylique, ni borax, ni acide picrique. — Ce qui
vient d'Alsace est Français. — Légende détruite.

Nous n'avons plus à démontrer que la bière
allemande est un liquide suspect que doivent
repousser tous ceux qui ont quelque souci de
leur santé. Cette démonstration a été faite de
la façon la plus complète par les chimistes les
plus autorisés, et à ceux qui prétendaient que
l'acide salicylique et les autres drogues employées par les brasseurs d'outre-Rhin ne pouvaient avoir aucun effet nuisible et étaient
tolérés en Allemagne même, nous avons répondu par la mention des nombreuses con-

damnations prononcées par les tribunaux bavarois, en même temps que par les décisions
des savants allemands réunis en Congrès.

On sait que ces derniers, tout en proscrivant
rigoureusement l'emploi de l'acide salicylique
pour la bière consommée en Allemagne, l'autorisent cyniquement pour la bière d'exportation; de sorte que ce qui est regardé comme
un produit dangereux, dont il faut soigneusement préserver les estomacs allemands, est
trouvé bon pour les estomacs français, qui,
d'ailleurs, se prêtent le plus complaisamment
du monde à l'empoisonnement.

Donc, encore une fois, la cause est entendue.
La bière allemande est jugée et condamnée, et
la sentence a reçu une assez vaste publicité
pour qu'il ne soit permis à personne de l'ignorer; tant pis pour les entêtés qui persistent à
aller s'intoxiquer dans les endroits où l'on débite
le liquide teuton.

Comment expliquer une pareille aberration?
Par quoi justifier une obstination qui n'est pas
seulement en contradiction avec les avertissements des savants les plus illustres, des médecins les plus éminents, mais qui est encore un

grave manquement aux devoirs qu'impose le patriotisme.

Pourquoi, alors que le consommateur a le choix entre les excellentes bières de France et d'Alsace, absolument pures, qui ne contiennent que les principes de l'orge et du houblon, qui sont vierges de toute adultération, et dont la saveur est supérieure à celle des meilleurs produits de Munich, — pourquoi, disons-nous, ce consommateur se laisse-t-il encore entraîner par un préjugé suranné?

Oui, les bières d'Alsace et de France sont supérieures à celles que nous envoie la Bavière; elles sont plus agréables au goût, et quant à leur pureté, elle est absolument inattaquable. Nous avons sous les yeux les résultats des nombreuses analyses auxquelles la plupart ont été soumises dans ces derniers mois, et, comme exemple, nous pouvons publier ceux qu'a donnés l'examen de la bière de la maison Gruber et C⁰, la vieille et célèbre brasserie strasbourgeoise, que tous les Parisiens, du reste, connaissent bien.

Voici, concernant cette bière, le document officiel que nous avons sous les yeux :

LABORATOIRE MUNICIPAL DE CHIMIE

Analyse quantitative n° 535.

Le chef du Laboratoire municipal certifie que l'échantillon de bière n° 511, provenant de la maison Gruber et Ce, contient :

Densité à 16°...................	1019
Alcool en volume 0/0...........	4°,90
Extrait à 100°.................	64,40
Sucre réducteur...............	9,25
Dextrine......................	29,89
Matières albuminoïdes..........	2,95
Acidité.......................	3,72
Cendres.......................	2,40
Acide phosphorique............	0,82
Polarimètre...................	+ 8°22'
Coloration....................	Bonne.

Absence d'acide salicylique et de borax. Pas d'acide picrique.

Paris, le 26 novembre 1886.

Le chef du laboratoire municipal,
Signé : CH. GIRARD.

L'analyse ci-dessus établit donc de la manière la plus formelle :

1° Que la bière Gruber est d'une composition absolument saine et pure, et qu'elle est faite *uniquement avec du malt et du houblon.*

2° Que son degré alcoolique est normal. Il est même, pouvons-nous ajouter, inférieur à

14

celui de certaines bières fines de consommation courante.

3° Que cette bière *ne renferme pas d'antiseptique,* ni acide salicylique, ni acide picrique,
ni enfin aucune substance étrangère à ce qui
est produit exclusivement par le malt et le houblon.

Nous donnons la bière Gruber comme
exemple, parce que, d'une part, c'est une bière
d'Alsace et que nous tenons à répéter et à démontrer que ce qui vient d'Alsace sera toujours
considéré par nous comme un produit de la
terre de France, et parce que, d'autre part, de
nombreux cafés-brasseries Gruber étant ins-
tallés sur différents points de Paris, et dans
toute la France, il est facile à nos lecteurs de
se rendre compte de la supériorité de cette bière
sur les liquides suspects dont la Bavière nous
inonde; mais nous pourrions en citer dix
autres.

C'est, en outre, pour répondre au désir
quotidiennement exprimé par de nombreux
correspondants, qui nous félicitent de nos
attaques si justifiées contre la bière allemande, mais qui nous reprochent en même

temps, — et non sans raison, il faut l'avouer
— de ne pas leur indiquer d'autres bières qu'ils
puissent boire en toute sécurité.

Pour conclure, nous dirons : Tant que la
question de la bière n'avait pas été soulevée et
résolue, le consommateur français a pu boire
de la bière allemande, que ses trop habiles
fabricants avaient su, à force de réclame, faire
passer pour la première bière du monde ; mais
maintenant que nous avons brutalement détruit
la légende et prouvé que cette bière n'est, le
plus souvent, qu'une boisson dangereuse, alors
que les exquises bières françaises et alsaciennes
sont irréprochables, nos compatriotes seraient
inexcusables s'ils continuaient à aller s'empoisonner dans les brasseries allemandes.

5 janvier 1887.

XLI

Agréable document. — L'exportation allemande diminue.
— Chiffres à méditer. — Notre action à l'intérieur et à
l'extérieur. — Les murs de Bruxelles. — Dans le monde
entier. — Nous y sommes bien pour quelque chose. —
Atteinte sérieuse.

Nous avons reçu, il y a quelques jours, de
Munich, un document dont la lecture nous a
comblé de satisfaction. Il constate, en effet,
que « si la consommation de la bière allemande
conserve son niveau habituel à l'intérieur du
pays, il n'en est pas de même à l'étranger *qui
fabrique de plus en plus sa propre bière* et en
favorise l'écoulement sur place. »

Le document ajoute que la production de la
bière allemande, qui avait été de 24,613,427
hectolitres pendant l'année 1885, est des-

cendue, en 1886, à 24,290,689 hectolitres.

La diminution a donc été de 322,736 hecto-litres.

Qu'est-ce que cela? vont dire les défenseurs de la bière allemande.

A quoi nous répondrons que, d'abord, ce n'est qu'un commencement, et qu'ensuite ce chiffre de 322,736 hectolitres a une indéniable importance, puisqu'il dépasse encore de plus de 50,000 hectolitres la quantité de bière allemande annuellement importée en France, et de plus de 120,000 hectolitres celle qui entre tous les ans à Paris.

Eh bien ! répliqueront peut-être nos contra-dicteurs, puisque, d'une part, le chiffre de la diminution de la production allemande est su-périeur à celui de la consommation française, et puisque, d'autre part, il est constant que l'on boit toujours, à Paris et en province, des quantités considérables de bière allemande, vous ne pouvez attribuer à votre campagne le mérite de cette diminution, qui doit certaine-ment avoir d'autres causes.

Quelles que soient les raisons de la baisse que nous enregistrons, d'après la statistique officielle allemande elle-même, nous en constatons les effets, et c'est là pour nous le plus important. Dans la campagne que nous menons depuis le mois d'août de l'an dernier, ce n'est point notre amour-propre qui est engagé, c'est notre patriotisme, et, par conséquent, nous avons de tout autres préoccupations que celles d'expliquer à notre avantage personnel les faits qui sont de nature à nous réjouir.

Cependant, nous avons le droit de faire remarquer que notre action s'est étendue bien au delà des frontières françaises. Sans aller bien loin, les brasseurs allemands savent ce que leur a coûté la campagne qu'ils se sont cru obligés de faire en Belgique pour pallier les effets de nos articles, qui étaient reproduits dans de nombreux journaux belges.

Les murs de Bruxelles, notamment, ont été couverts par eux d'immenses affiches reproduisant la fameuse protestation qu'on a pu lire dans un certain nombre de feuilles françaises, plus soucieuses du produit de leurs annonces que des intérêts de l'industrie nationale ; et nous ne comptons pas tous les silences qu'il a fallu s'assurer.

Cependant, malgré tous ces efforts, malgré d'énormes dépenses, l'importation de la bière allemande en Belgique a diminué dans de notables proportions, — que nous indiquerons un jour d'une façon précise.

Mais ce n'est pas seulement en Europe que notre campagne a porté ses fruits ; c'est, qu'on nous passe ce que l'expression peut avoir d'exagéré en apparence, dans le monde entier.

Oui, dans le monde entier ! Dans le monde entier, le *Mot d'Ordre* est allé affirmer et en même temps prouver que la bière allemande est un poison. D'Egypte, de Turquie, de l'Inde, de Chine, du Japon, des Amériques du Nord et du Sud, de partout, on nous a demandé, par centaines, des collections de nos articles contre la bière allemande, et ces articles ont été publiés à nouveau dans toutes les parties du monde et dans toutes les langues.

Aussi avons-nous un peu le droit de dire que, puisque c'est uniquement sur l'exportation, comme le constate le document cité plus haut, que porte la diminution signalée, nous pouvons bien y être pour quelque chose.

Nous pouvons, en même temps, faire remarquer que cette diminution est d'autant plus
significative que la fabrication de la bière est
en hausse constante dans l'Europe entière depuis que la production du vin y est en baisse,
et que, par conséquent, si, loin de progresser,
cette fabrication diminue en Allemagne, c'est
que la bière allemande a reçu, de notre fait ou
autrement, une sérieuse atteinte.

C'est là ce qu'il importe de mettre en lumière,
et c'est pour cela que nous y insistons, curieux
de voir comment les rares défenseurs du poison
allemand vont s'y prendre pour expliquer la
défaveur qui commence enfin — et si justement
— à peser sur la bière d'outre-Rhin.

26 janvier 1887.

XLII

L'acide salicylique devant l'Académie de médecine. — Études et discussion. — M. Vallin, rapporteur. — Première conclusion : accidents graves. — Le docteur Constantin Paul. — Réponse du docteur Valin. — Dyspepsies, gastralgies, troubles de la fonction rénale, avortements, hémorragies, etc. — M. Brouardel. — Morts subites. — Deuxième conclusion : interdiction absolue. — Arrêt solennel.

Nous publions aujourd'hui, sans commentaires, en nous réservant, bien entendu, d'y revenir, le compte rendu de la très importante discussion qui a eu lieu avant-hier à l'Académie de médecine, et dans laquelle a été scientifiquement et définitivement résolue la grosse question de l'acide salicylique.

La décision solennellement rendue par l'Académie de médecine vient justifier si complè·

tement la campagne que nous avons entreprise
il y a six mois, contre les bières allemandes
salicylées, que s'il restait le moindre doute à
quelqu'un de nos lecteurs sur la légitimité de
cette campagne, ce doute ne pourrait certainement tenir une minute contre une condamnation si formelle, prononcée par un corps
savant dont l'autorité est indiscutable.

Voici ce compte rendu :

ACADÉMIE DE MÉDECINE

Séance du 25 janvier 1887

Le Salicylage des Boissons et des Aliments.

« Le rapporteur, M. Vallin, est invité à donner lecture des deux conclusions de son travail,
lesquelles constituent la réponse demandée par
le gouvernement.

« *Première conclusion.*

« Il est établi par l'observation médicale que
« des doses faibles mais journalières d'acide
« salicylique peuvent déterminer des accidents
« graves, en certaines circonstances, chez les
» personnes que l'âge et spécialement les alté-
« rations de la fonction rénale rendent plus
« impressionnables. »

« M. Constantin Paul combat cette conclusion comme étant excessive et n'exprimant pas des faits suffisamment établis. Si la proscription de l'acide salicylique avait eu lieu il y a dix ans, au moment où l'on commença à l'employer, je l'aurais compris, dit-il ; mais aujourd'hui que l'usage de cet antifermentescible, est général, qu'on l'a laissé, en quelque sorte, prendre possession de nombreuses industries, je demande qu'on ne le proscrive pas sans preuves. Et où sont les preuves des accidents graves qu'il détermine ? Où sont les expériences décisives et les observations concluantes ? Je les cherche et ne vois que des faits en petit nombre relevés dans des services hospitaliers où il s'agit de doses médicinales administrées à des malades. Cela ne peut se comparer à ce qui se passe dans la vie ordinaire. On invoque l'opinion de M. Berthelot, qui accuse l'acide salicylique de provoquer des nausées et des vomissements. Si tel est réellement son effet, laissons aller les choses ; le public s'en dégoûtera bien vite sans notre intervention. On dit qu'il éprouve beaucoup les alcooliques. Cette catégorie de gens ne m'inspire pas un très vif

intérêt. Qu'arrivera-t-il une fois le salicylage
interdit? C'est que les produits qu'on nous vend
salicylés, mais bien conservés, nous seront
livrés non salicylés, mais corrompus et fer-
mentés, car l'industriel ne les jettera pas, soyez-
en sûr, à la voirie. On dit encore : Permettons
l'usage et réprimons l'abus. Soit ; mais il faudrait en avoir le moyen. Le dosage, vous le
reconnaissez, est extrêmement difficile ; l'acide
salicylique se détruit et se transforme. En admettant qu'on trouve un procédé pour le doser
dans les vins, les sirops, les confitures, certaines
conserves alimentaires, on n'en trouvera pas
pour les bières, par exemple. Je demande à
l'Académie de ne pas voter cette conclusion.

« M. Vallin, rapporteur. — *Les accidents que
notre collègue ne voit pas existent pourtant ; on
les a recherchés et dûment constatés. Ce sont surtout des dyspepsies, des gastralgies ;* et comme
ces affections peuvent être produites par une
foule de causes diverses, on les rapportait tantôt à l'une, tantôt à l'autre de ces causes, parce
qu'on ne soupçonnait pas tout d'abord l'influence de l'acide salicylique, *administré clan-
destinement à l'insu des malades et des médecins.*

De même pour l'anémie. Plusieurs membres de la commission (le rapport le mentionne) ont apporté des observations d'accidents *tels que troubles nerveux, vertiges et bourdonnements d'oreilles, troubles gastro-intestinaux, troubles de la fonction rénale.* D'ailleurs, M. Berthelot n'attribue pas à l'acide salicylique l'effet qu'a dit M. Constantin Paul; il pense qu'il peut agir dans l'estomac comme antifermentescible et entraver ainsi le travail de la digestion. Quant à fixer une dose maximum qu'il ne serait pas permis de dépasser, il n'y faut point songer. Ce serait autoriser indirectement toute licence; désormais le salicylage envahirait tout; en voulant pallier le mal, on l'aggraverait certainement. *Pour la conservation de la bière et la prolongation de la fermentation alcoolique, M. Pasteur a indiqué des procédés précieux;* voilà la voie qu'il faut suivre sans hésiter.

« *En 1885, un congrès de brasseurs, de chimistes et d'industriels a déclaré que le salicylage était mauvais, qu'on devait et qu'on pouvait s'en passer;* l'Académie, gardienne de l'hygiène publique, s'inspirant de pensées plus hautes, ne saurait se refuser à voter une conclusion établie sur des faits avérés, d'une signification certaine.

« M. Constantin Paul. — J'ai demandé quels accidents ont été observés; vous me parlez d'intolérance de l'estomac. J'attends votre réponse.

« M. Vallin. — J'ai entendu, je le répète, citer par mes collègues de la commission et par d'autres membres de la compagnie, un assez grand nombre de cas dans lesquels il a fallu renoncer à la médication salicylique à cause des accidents observés; les alcooliques, les enfants, *les vieillards, les personnes atteintes d'affections rénales*, même à leur début, montrent une très grande impressionnabilité à l'égard de l'acide salicylique; *il détermine des avortements et des hémorragies chez les femmes enceintes.*

« M. Brouardel. — *Les accidents sont incontestables.* Lorsque nous administrons l'acide salicylique à un malade, nous savons à quelle cause rapporter les troubles qui se manifestent après l'ingestion du médicament. Mais ce que l'observation clinique nous révèle n'est point si facile à saisir dans le train ordinaire de la

vie, où les personnes sont soumises à des
influences très diverses. L'acide salicylique ne
passe que tardivement dans les urines ; il s'accumule et séjourne dans le sang ; *il agit sur le
système nerveux et provoque des nausées, des
vertiges, des vomissements.* M. Brouardel cite
trois cas où les accidents se sont produits avec
un caractère de netteté absolue. Que se passe-
t-il chez les individus qui reçoivent des doses
quotidiennes, bien que faibles? Chez les vieillards, au bout de trois ou quatre jours, l'acide
salicylique, plus ou moins transformé, apparaît
dans les urines et y persiste de cinq à sept jours.
A la surface, ces accidents ressemblent à ceux
des affections gastro-intestinales, et le diagnostic
n'en est pas facile. *Ces accidents, il faut le
redire et y insister, sont redoutables surtout chez
les personnes qui ont les reins lésés et chez les
athéromateux. Plus de la moitié des morts
subites que j'ai eu à constater m'ont présenté
de la sclérose et des maladies du rein ; qui oserait dès lors innocenter complètement l'acide
salicylique depuis que nous avons appris l'énorme
consommation qui s'en fait par les chiffres de
production de certaines fabriques ?* »

« La première conclusion, mise aux voix, est adoptée.

« *Deuxième conclusion.*

« L'addition, même à faible dose, de l'acide « salicylique ou de ses dérivés aux aliments ou « aux boissons ne saurait être autorisée. »

La deuxième conclusion est également adoptée, et nous appelons l'attention sur les mots : même à faible dose, qui prouvent bien que la condamnation est absolue.

Nous ne ferons aujourd'hui qu'une remarque : c'est que les rares défenseurs de l'acide salicylique nous avaient opposé jusqu'ici le silence de l'Académie de médecine.

Eh bien ! le voilà rompu, ce silence, et l'arrêt nous donne pleinement raison.

Ainsi que nous le disons plus haut, nous y reviendrons.

28 janvier 1887.

XLIII

Enregistrement de la sentence. — M. Constantin Paul et
Mithridate. — Crainte vaine. — Il suffirait de le soupçonner. — 50,000 kilogrammes de poison ! — La jurisprudence est fixée. — Obligations qui incombent au gouvernement. — Une sanction immédiate. — Le règne des
empoisonneurs allemands est fini.

La plupart de nos confrères — moins ceux,
bien entendu, qui ont pris si imprudemment,
l'an dernier, la défense de l'acide salicylique —
ont enregistré avec empressement l'arrêt rendu,
mardi dernier, par l'Académie de médecine,
arrêt qui classe définitivement parmi les poisons les aliments ou les boissons dans lesquels
cet acide a été introduit.

Voici, par exemple, ce que nous lisons dans
la Liberté :

« L'Académie de médecine a discuté mardi la question du salicylage. M. Constantin Paul est venu prendre en main la cause de l'acide salicylique et de ses dérivés. Il voudrait que l'on tolérât un salicylage modéré. Selon lui, l'innocuité des salicylates est démontrée par leur usage en médecine. La morphine aussi est employée en thérapeutique, et cependant elle exerce une néfaste influence sur l'organisme. M. Constantin Paul cite des individus qui ont pu prendre pendant un an 1 gramme d'acide salicylique par jour sans éprouver aucun malaise. Mais Mithridate aussi était intoxiqué au point de ne plus redouter les poisons, et cependant on ne saurait dire que son exemple soit à imiter comme régime normal. M. Paul craint aussi que les produits que l'on salicylise aujourd'hui ne soient désormais consommés dans un état putride beaucoup plus dangereux. Crainte vaine ; le consommateur a son flair pour l'avertir. D'ailleurs, l'industrie des conserves et des liquides fermentescibles en restera simplement là où elle en était avant la généralisation des procédés de salicylage. En résumé, l'honorable académicien trouve que les conclusions de la

commission, prohibant d'une façon absolue le
salicylage, auraient été « acceptables il y a dix
« ans, mais qu'aujourd'hui il ne suffit pas de
« dire que l'acide salicylique est nuisible, et
« qu'il faut le prouver ». Il nous semble qu'il
suffit de le soupçonner. MM. Vallin et Brouardel ont défendu avec d'excellents arguments
les conclusions de la commission. M. Vallin a
rappelé avec beaucoup de raison que l'on igno-
rait le plus souvent les causes des maladies, et
que l'industrie avait des méthodes rationnelles
et rassurantes pour prévenir, dans les limites
des nécessités de l'hygiène, la décomposition
des matières fermentescibles. M. Brouardel, de
son côté, a constaté que le péril était grand et
imminent, puisque, l'an passé, on avait vendu,
en France, 50,000 *kilogrammes d'acide salicylique, sans compter tout ce que l'étranger en a
importé, déjà incorporé à ses produits.* L'Académie a adopté les conclusions de la commission, *Dorénavant, la jurisprudence est fixée :
tous ceux qui salicylisent leurs fabrications pourront être poursuivis pour falsification au moyen
de substances nuisibles à la santé.* »

La Liberté a raison : la jurisprudence est

maintenant fixée ; mais notre confrère ne va pas assez loin quand il dit que ceux qui salicylisent *pourront* être poursuivis ; c'est *devront* qu'il faut dire.

Du reste, nous nous réservons d'étudier complètement la question des obligations que l'arrêt de l'Académie de médecine impose au gouvernement, à l'administration et à la magistrature. Cet arrêt appelle une sanction immédiate, qui ne sera pas, nous le craignons, du goût des brasseurs allemands, mais que le public français a le droit d'exiger.

Le règne des empoisonneurs teutons est fini et ils ne tarderont pas à s'en apercevoir.

30 janvier 1887.

XLIV

Nouvelles constatations. — Renseignements officiels. —
Jusqu'en 1886, l'exportation allemande ne cesse de pro-
gresser; en 1886, elle tombe brusquement. — La dimi-
nution est de 20 pour 100. — Que sera-ce en 1887 ? —
Les Allemands ont perdu 16 millions; ils en perdront 50.
— Ce n'est pas fini.

Dans mon article du 25 janvier, je constatais
que, pendant l'année 1886, l'exportation de la
bière allemande avait diminué de 322,736 hectolitres, et, tout naturellement, je me félicitais
hautement de ce résultat, que, sans outrecui-
dance, je puis attribuer en grande partie à ma
campagne contre cette dangereuse boisson.

Un de mes lecteurs me fait observer que le
renseignement est incomplet, et, en effet, j'ai
omis d'indiquer la proportion, c'est-à-dire de

mettre en regard des chiffres de l'exportation de 1886, ceux de l'exportation de 1885, seul procédé qui permette de se rendre un compte exact de l'importance du résultat obtenu.

Pour donner satisfaction à cette juste réclamation, j'ai pris des renseignements aux sources officielles, et les chiffres que j'ai reçus d'Allemagne sont tels qu'ils dépassent tout ce que j'espérais.

Les voici dans leur éloquente brutalité :

En 1883 (je pourrais remonter plus haut, mais cela n'aurait aucune utilité), en 1883, dis-je, l'exportation de la bière allemande, qui était en augmentation sur toutes les années précédentes, s'est, d'après le tableau officiel des douanes, élevée au chiffre de 1,332,085 quintaux métriques.

Le quintal métrique représente à peu près l'hectolitre.

En 1884, l'exportation a atteint le chiffre de 1,433,267 quintaux métriques.

Soit une nouvelle augmentation de 101,182 quintaux.

En 1885, le chiffre de l'exportation a été de 1,606,522 quintaux.

Soit encore une nouvelle augmentation de 173,255 quintaux.

Comme on voit, jusqu'à et y compris 1885, la progression est constante ; les commandes affluent en Allemagne, le monde entier s'y approvisionne : on ne veut boire que de la bière allemande.

C'est alors qu'averti, par les saisies pratiquées en gare de la Villette, que la bière allemande est empoisonnée par l'acide salicylique, j'interviens.

Je commence ma campagne. Isolée d'abord, ma voix paraît se perdre, et je puis croire un moment que je prêche dans le désert ; mais je m'obstine, je tiens bon contre les railleries, je méprise les menaces ; chaque jour je donne un coup de marteau sur le clou que j'ai résolu d'enfoncer, et, petit à petit, je convertis, je passionne même les indifférents : en un mot, je gagne ma cause. Mes confrères me font l'honneur de me soutenir, mes articles sont reproduits par la presse du monde entier, et les Allemands constatent avec rage que les commandes se raréfient.

Elles se raréfient si bien, en effet, que l'ex-

portation qui, ainsi que je viens de le dire, avait
été, en 1885, de 1,606,522 quintaux métriques,
tombe subitement, en 1886, au chiffre de
1,298,399 quintaux.

Soit une diminution de 308,123 quintaux !

En d'autres termes :

Une diminution de 20 *pour* 100 *environ.*

Ainsi donc, je suis déjà parvenu à diminuer
d'*un cinquième* l'exportation de la bière allemande, et, qu'on veuille bien le remarquer, les
effets de ma campagne, commencée au mois
d'août seulement, n'ont pu se produire que
dans les derniers mois de l'année.

Or, si ces derniers mois ont suffi, non seulement pour annihiler l'augmentation normale
des trois premiers trimestres de 1886, mais encore pour amener une aussi énorme diminution sur le total de l'année, que sera-ce pour
l'ensemble de 1887 ? Ce n'est pas une diminution de 20 pour 100 que j'aurai à enregistrer
l'an prochain ; c'est une chute de 50 pour 100
au moins.

Et si l'on veut, pour plus de clarté encore,
que je calcule en francs les résultats de ma
campagne, je dirai que, pendant l'année 1886,

j'ai fait perdre aux brasseurs allemands, c'est-
à-dire à l'Allemagne, une exportation qui peut
être largement chiffrée à *seize millions*, et que
pour 1887, selon toutes les probabilités, cette
diminution sera de *cinquante millions* de francs.

Je n'ai donc pas lieu d'être surpris des colères
que j'ai soulevées en Allemagne et ici même
parmi les agents de nos ennemis. D'ailleurs,
rien ne saurait m'encourager plus efficacement
que les injures que me prodiguent les journaux
d'outre-Rhin et que les ridicules menaces que
m'adressent — sans les signer, bien entendu —
les héroïques hacheurs de paille auxquels nous
donnons une si généreuse et si bête hospitalité.

Ce n'est pas fini, messieurs les empoisonneurs!

22 février 1887.

XLV

Le prince Guillaume et la *Borussia*. — « Je ne bois que du vin allemand ! » — Pas si allemand que cela. — « Nous ne buvons que de la bière française ! » — Santé sauvegardée, industrie nationale encouragée, patriotisme satisfait. — Quand donc, les Français ?...

On pouvait lire, hier, dans le *Figaro* :

« Le prince Guillaume, petit-fils de l'Empereur, qui avait, pendant les années qu'il passa à l'Université de Bonn, fait partie du corps *Borussia*, a présidé hier soir le banquet des anciens membres de la corporation.

« Le prince, qui portait le ruban noir et blanc du corps sur son uniforme de colonel de hussards, a bu à la santé de l'Empereur et du chancelier de l'Empire. Le comte Herbert de Bismarck a remercié au nom de son père.

« Un petit incident, qui a eu lieu à la fin du dîner, a été fort remarqué. Comme on offrait au prince Guillaume du vin de Champagne, il a répondu : « *Je ne bois que du vin allemand* ». Et il a attendu qu'on lui apportât du vin mousseux de la Moselle. »

Sans examiner la question de savoir si le vin de la Moselle est aussi allemand que le croit le prince Guillaume — ce qui ne paraît guère résulter des votes récents des riverains de ce cours d'eau — nous demanderons aux Français qui persistent à s'empoisonner avec de la bière allemande ce qu'ils pensent du mot du jeune prince.

Que ne disent-ils, eux aussi : « Nous ne buvons que de la bière française ! »

Ils y trouveraient cependant un triple avantage :

1° Ils ne compromettraient pas leur santé, si gravement menacée, comme l'Académie de médecine l'a déclaré, par l'acide salicylique avec lequel les Allemands continuent à falsifier leur bière ;

2° Ils réserveraient à l'industrie française, qui y trouverait un puissant encouragement, les vingt-cinq ou trente millions qu'ils envoient annuellement aux brasseurs allemands;

3° Enfin, ils auraient la patriotique satisfaction de savoir qu'ils n'enrichissent pas, bêtement, nos plus mortels ennemis.

Mais, il est à croire que ce sont là considérations sans valeur, car, malgré les résultats obtenus par notre campagne, — résultats considérables, il est vrai, et que nous avons déjà enregistrés à diverses reprises, — les brasseries allemandes qui infestent Paris ont toujours de nombreux clients.

Quand donc les Français se décideront-ils à renoncer, une fois pour toutes, au poison allemand?...

15 mars 1887.

XLVI

Rappel d'un arrêt. — L'inaction gouvernementale. — Défenseurs muets. — Déjà deux mois. — Le ministre du commerce reste inactif. — La surveillance se ralentit. — Vous n'en serez pas quittes pour la peur! — L'opinion publique. — Les prédécesseurs de M. Lockroy. — Pourquoi n'agit-il pas ? — Un arrêté! Un arrêté ! — Le dernier coup.

On se souvient que, dans sa séance du 25 janvier dernier, l'Académie de médecine, saisie par le gouvernement de la question de l'acide salicylique et du salicylage, a, après une étude et un débat approfondis, adopté les conclusions suivantes :

1° *Il est établi par l'observation médicale que des doses faibles mais journalières d'acide salicylique peuvent déterminer des accidents graves, en certaines circonstances, chez les personnes que l'âge et spécialement les altérations de la fonction rénale rendent plus impressionnables;*

2° L'addition, même à faible dose, de l'acide salicylique ou de ses dérivés aux aliments ou aux boissons ne saurait être autorisée.

Cette décision, que nous avons eu l'honneur de provoquer, puisque c'est à la suite de notre campagne contre les bières allemandes salicylées que la question fut portée devant l'Académie de médecine, justifiait si pleinement toutes nos protestations contre l'inaction gouvernementale que tout le monde crut qu'elle allait être immédiatement suivie d'un arrêté du ministre du commerce, auquel incombe, on le sait, le soin de la santé publique.

Les deux seuls journaux qui eussent pris l'impossible défense du salicylage et qui, jusque-là, s'étaient retranchés derrière le silence de l'Académie, se tinrent cois, et nous-mêmes, nous nous contentâmes de déclarer que nous attendions avec confiance les mesures que l'arrêt des savants commandait si impérieusement.

Or, voici bientôt deux mois que l'Académie de

médecine s'est prononcée, et que nous ne voyons rien venir.

Bien mieux, nous avons le regret de constater que la surveillance des bières allemandes s'est ralentie, que le chiffre mensuel des analyses a diminué des trois quarts, que, malgré la flagrance des délits les plus caractérisés, aucune mesure de préservation n'a été prise, et que, grâce à cette injustifiable indulgence de l'administration, les empoisonneurs allemands, atterrés d'abord, ont repris toute leur effronterie.

Eh bien! puisqu'il en est ainsi, nous leur déclarons qu'ils n'en seront pas quittes pour la peur, et que nous saurons bien, à défaut de l'administration, sur laquelle nous ne pouvons avoir aucune influence directe, mettre de nouveau en mouvement une puissance autrement considérable, autrement redoutable : l'opinion publique.

Ce n'est pas la première fois que le ministère du commerce a à s'occuper de l'acide salicylique : le 29 octobre 1877, le conseil d'hygiène de France, questionné par lui, répondait : « Il y a lieu de considérer comme suspect tout vin contenant une quantité *quelconque* d'acide salicylique *et de le rejeter de la consommation;* le 15 octobre 1880, le même conseil décidait, toujours en réponse à une question du ministre du commerce : « que l'on devra considérer comme suspecte toute substance alimentaire solide ou toute boisson contenant une quantité *quelconque* d'acide salicylique ou de l'un de ses dérivés, *et qu'il y a lieu d'en interlire la vente.* »

En conséquence, le 7 février 1881, M. Tirard, ministre de l'agriculture et du commerce, invitait, par une circulaire, les préfets à prendre un arrêté interdisant la vente « de toute substance alimentaire, liquide ou solide, contenant une quantité quelconque d'acide salicylique ou de l'un de ses dérivés. »

Le 28 février suivant, M. Andrieux, préfet de police, se conformant à la circulaire ministérielle, rendait une ordonnance dont voici les deux articles principaux :

« Article 1er. — Il est expressément défendu de mettre en vente aucune substance alimentaire, soit solide, soit liquide, dans la composition de laquelle entrerait une quantité quelconque d'acide salicylique ou de ses dérivés,

« Art. 2. — Les contraventions seront poursuivies conformément à la loi devant les tribunaux compétents. »

Est-ce tout? Non.

A la suite de certaines protestations de commerçants intéressés, M. Hérisson, ministre du
commerce, demanda, en 1883, au comité d'hygiène de France, une nouvelle consultation,
dont le résultat fut conforme à celui des précédentes. Le comité demandait « que la prohibition de l'acide salicylique et de ses composés
dans les substances alimentaires soit maintenue », et le 30 janvier 1884, M. Hérisson, se
rendant au vœu du comité d'hygiène, adressait
aux préfets une circulaire dans laquelle il les
invitait à ne pas laisser la prohibition de l'emploi de l'acide salicylique à l'état de lettre
morte, et leur annonçait en même temps que
des ordres dans le même sens venaient d'être
envoyés aux parquets par le ministre de la justice et aux agents des douanes par le ministre
des finances.

Le ministre du commerce peut voir, par ce
qui précède, que ses prédécesseurs n'ont pas
hésité à prendre les mesures que réclamait le

souci de la santé publique; et, cependant, ils n'avaient pas, pour s'appuyer sur elle, une autorité aussi incontestable et aussi incontestée que celle de l'Académie de médecine.

Pourquoi donc n'agit-il pas à son tour? Pourquoi ne prend-il pas l'arrêté qu'on attend? Pourquoi ne rédige-t-il pas même une simple circulaire?

Mais, répondra-t-on peut-être, ce serait inutile. Les arrêtés, circulaires et ordonnances des anciens ministres du commerce, des finances et de la justice et du préfet de police suffisent largement.

Erreur! Tant que l'Académie de médecine ne s'était pas prononcée, il a pu subsister des doutes dans quelques esprits, et cela est si vrai, que certains tribunaux de province se sont, à diverses reprises, et pour acquitter des salicyleurs, appuyés sur l'absence d'un avis de ce corps officiel.

D'ailleurs, la circulaire de M. Hérisson le prouve, la prohibition, au moins dans certaines régions, n'a pas été appliquée, ce qui a tenu, évidemment, à ce que l'autorité n'était pas suffisamment convaincue.

Mais aujourd'hui qu'aucun doute n'est plus possible, aujourd'hui que tout un corps de savants illustres, dont l'autorité est officiellement consacrée, a solennellement condamné le salicylage, la situation s'est définitivement précisée, et le devoir du ministre du commerce est de prendre sans retard un arrêté qui sanctionnera l'indiscutable décision de l'Académie.

Nous sommes convaincus que l'honorable M. Lockroy voudra bien distraire une parcelle du temps qu'il consacre si utilement aux préparatifs de l'Exposition de 1889, et que, sans plus attendre, il signera l'arrêté qui doit porter le dernier coup aux empoisonneurs allemands.

15 mars 1887.

XLVII

Prohibition méthodique des produits français. — Le bonheur des états-majors allemands. — Le Champagne Matheus. — Mousseux et... économique. — Les Français sont vraiment de bons enfants !

Nous signalions, l'autre jour, le mot du prince Guillaume, petit-fils de l'empereur d'Allemagne, qui, assistant à un banquet, refusa, au moment de porter un toast, le champagne qu'on lui présentait, et déclara, avec ostentation, *qu'il ne buvait que du vin allemand.*

Voici ce qu'on lisait, hier, dans le *Figaro :*

« Si les Alsaciens refusent de pactiser avec les Allemands, il faut reconnaître que les Allemands le leur rendent bien, *sous forme de prohibition méthodique des produits français.* Ainsi, le champagne, comme on sait, fait le bonheur des états-majors. On le trouve cher, d'abord ; mais ensuite, *il est français*. Pour obvier à ces deux inconvénients, un certain Matheus Muller a développé, ces temps derniers, une fabrique de petit vin mousseux qu'il avait sur les bords de la Moselle, et il livre à tous les mess d'officiers du vin mousseux au prix de 1 mark 20 la bouteille, — moins de deux francs. — C'est ce que le champagne français paie de droits à la douane, pour entrer en Allemagne. »

Prohibition *méthodique* des produits français ! Rien n'est plus clair, comme on voit ; malheureusement, cet exemple n'est guère suivi chez nous : si les buveurs allemands repoussent systématiquement nos vins, les consommateurs français n'en avalent pas moins, avec complaisance, les excellentes bières d'Allemagne... et, du même coup, les non moins excellentes drogues — acide salicylique et autres — à l'aide desquelles elles sont si dangereusement falsifiées.

Les Allemands, par haine de la France, se condamnent à l'absorption d'abominables mixtures singeant lamentablement nos pro-

16

duits ; les Français, qui ont cependant les meilleures raisons de haïr les Allemands, délaissent es bières nationales — dont la plupart sont parfaites — pour s'empoisonner avec les odieux liquides d'outre-Rhin.

Les Français sont vraiment de bons enfants !

16 mars 1887.

XLVIII

Les retards émeuvent l'opinion. — Bruit étrange. — Ce ne
peut être qu'une calomnie. — Non, M. Lockroy ne fera
pas cela. — Loyale consultation. — Les intérêts de notre
santé.

Les retards apportés à la prohibition défini-
tive de l'acide salicylique, ce dangereux poison
que l'Académie de médecine a formellement
condamné au mois de janvier dernier, commencent à émouvoir l'opinion publique.

Voici, par exemple, ce que dit à ce sujet un
de nos confrères :

« Le bruit a couru, ces jours derniers, que
le ministre du commerce était disposé à prendre un arrêté qui, au mépris des conclusions
solennellement adoptées par l'Académie de

médecine, dans sa séance du 25 janvier de cette
année, autoriserait l'emploi de l'acide salicylique, à des doses déterminées, dans les substances solides ou liquides destinées à l'alimentation.

« On ajoutait que, si M. Lockroy, circonvenu
par les intéressés, s'était décidé à soumettre la
question de l'acide salicylique à l'Académie de
médecine, c'était uniquement dans l'espoir que
celle-ci n'en proscrirait pas l'emploi.

« Nous sommes absolument persuadés que
ces rumeurs sont complètement fausses, et que
jamais M. Lockroy n'a songé à une mesure qui
est si formellement condamnée par la plus
haute autorité scientifique et officielle qui existe
en Europe.

« C'est en toute sincérité qu'il l'a consultée,
et c'est loyalement qu'il respectera son arrêt.
La seule chose qu'on puisse lui reprocher, et
un journal l'a déjà fait, c'est de ne pas avoir
renouvelé, dans un arrêté visant la décision de
l'Académie, les prohibitions déjà prononcées
par deux de ses prédécesseurs, MM. Tirard et
Hérisson.

« Ce n'est sans doute qu'un retard, et nous

sommes sûrs qu'avant peu cet arrêté sera pris par M. Lockroy. »

Nous ne pouvons que nous associer au désir émis par notre confrère. Comme lui, nous sommes persuadés qu'en consultant l'Académie de médecine, l'honorable et sympathique M. Lockroy a loyalement cherché à s'éclairer, et qu'il a voulu ainsi échapper au reproche de légèreté que les rares défenseurs de l'acide salicylique lui eussent peut-être adressé.

Et maintenant que la question a été tranchée de telle façon qu'elle ne peut plus être soulevée ; maintenant qu'il ne peut plus subsister aucun doute sur les dangers que présente l'emploi, même aux doses les plus minimes, de l'acide salicylique, nous avons la conviction que le ministre du commerce ne tardera pas davantage à prendre les mesures de préservation que redoutent si fort les brasseurs allemands et autres empoisonneurs, mais qui seront accueillies avec reconnaissance par l'opinion publique.

Les intérêts de notre santé doivent passer avant ceux des falsificateurs d'outre-Rhin.

18 mars 1887.

16.

XLIX

Effronterie et duplicité allemandes. — Cyniques circulaires.
— Les Allemands renient leur marchandise et la bapti-
sent française. — Nationale! — Pas d'amour-propre. —
Les marques françaises. — Nous n'eussions pas osé
l'espérer... — Que de chemin parcouru! — Naguère
allemande, aujourd'hui française. — Avertissement nécessaire.

Il vient de nous tomber entre les mains des
documents qui, si nous ne savions depuis trop
longtemps à quoi nous en tenir, nous appren-
draient que l'effronterie et la duplicité allemandes n'ont pas de limites.

Il s'agit de circulaires adressées par deux
brasseurs aux cafetiers français, et dont le
cynisme nous a, d'abord, littéralement stu-
péfiés.

Il y est dit que la récente condamnation

de toutes les bières étrangères par l'Académie de médecine et *le résultat désastreux de l'analyse des bières allemandes* par le Laboratoire de la ville de Paris, ont amené lesdits brasseurs à appeler l'attention des limonadiers sur l'immense progrès qu'ils viennent de réaliser dans la fabrication des *bières françaises*.

A l'aide d'un procédé nouveau, ils sont arrivés à fabriquer des bières qui dépassent en qualité toutes celles connues jusqu'à présent en France et aussi, naturellement, en Bavière, et ils peuvent affirmer que, dès à présent, aucun limonadier français n'aura plus besoin de recourir, pour son approvisionnement, à l'étranger.

Ils aiment à croire que les destinataires du document prendront celui-ci en considération et *cesseront avant tout la vente des bières allemandes*, dans un moment où l'étranger fait tous ses efforts pour ruiner l'industrie et le commerce français.

Ils terminent, enfin, en adjurant les limonadiers français de vouloir bien faire « un essai, si petit qu'il soit, avec cette bière NATIONALE ».

Or, on l'a déjà deviné, — puisque j'ai parlé en commençant, d'effronterie, de duplicité, de cynisme, — les deux brasseurs qui offrent en ces termes aux cafetiers de Paris et des départements une bière *française*, une bière NATIONALE, une bière destinée à prendre la place du poison allemand, ces deux gaillards-là sont tout simplement deux brasseurs allemands !

Oui, ce sont deux brasseurs allemands qui osent invoquer l'arrêt rendu par l'Académie de médecine contre les bières de leur pays ; ce sont deux brasseurs allemands qui parlent du « résultat désastreux de l'analyse des bières allemandes » ; ce sont deux brasseurs allemands qui supplient les limonadiers français de « cesser *avant tout* la vente des bières allemandes, dans un moment où l'étranger fait tous ses efforts pour ruiner l'industrie et le commerce français, et d'essayer de la bière *nationale* ».

Certes, nous savons bien que les industriels d'outre-Rhin manquent totalement d'amour-propre ; nous n'ignorons pas, — car nous avons trop souvent dénoncé cette fraude, — que, chaque fois qu'ils le peuvent, ils placent une

marque française sur leurs infects produits, ce
qui a été, à de nombreuses reprises, constaté
par les tribunaux ; nous les avons pris cent
fois en flagrant délit de contrefaçon ; cependant nous n'eussions jamais osé imaginer
qu'ils en pussent venir, non seulement à donner
faussement leur marchandise comme française,
mais encore — ce qui est autrement significatif — à proclamer, pour mieux tromper le consommateur, que les produits allemands doivent
être proscrits.

Ainsi, voilà où nous en sommes arrivés !

Nous avons, dans ces derniers temps, enregistré les résultats obtenus par notre campagne,
et nous avons, notamment, constaté que nous
avions déjà réussi à faire baisser de 20 pour 100
l'exportation de la bière allemande ; nous nous
apprêtions même à signaler un fait, particulièrement flatteur pour nous, dont, d'ailleurs,
nous aurons prochainement à entretenir nos
lecteurs ; mais jamais nous n'eussions pu espérer que les brasseurs allemands en arrive-
raient à se rendre ainsi justice et à déprécier
eux-mêmes — d'une façon aussi complète —
leurs propres produits.

C'est ainsi, cependant.

Quel chemin parcouru depuis le jour où nous avons pris en main, contre l'odieux liquide allemand, la cause de la bière nationale !

Alors, les rares cafetiers qui vendaient de la bière française n'osaient en avouer l'origine ; pour ne point faire fuir le client, ils la baptisaient bière allemande, et j'ai conté, jadis, le cas de plusieurs limonadiers et brasseurs français qui en étaient réduits à ce subterfuge.

Aujourd'hui que nous avons ouvert les yeux aux consommateurs, non seulement certains cafés des plus importants déclarent ouvertement, par affiches, qu'ils ne vendent plus que de la bière française ; mais voici — ce qui a une signification bien autrement décisive — voici que les brasseurs allemands affirment que la bière d'outre-Rhin, leur propre bière, n'est qu'un poison, et la décorent piteusement du nom de « bière française », du nom de « bière nationale » !

Que les cafetiers de Paris et des départements se tiennent donc pour avertis, et qu'avant de se fournir chez certains entrepositaires de « bières françaises » qui ne font pas autant

de bruit que les deux brasseurs allemands in-
diqués plus haut, mais qui se livrent peut-être
aux mêmes frauduleuses pratiques — ils s'as-
surent avec soin de la provenance exacte de la
bière qu'on leur présente comme française.

S'ils négligeaient cette indispensable précaution, ils s'exposeraient à vendre pour de la
loyale bière de France ou d'Alsace l'affreuse
boisson allemande que nous ne cesserons de
dénoncer.

22 mars 1887.

Le Conseil municipal de Berlin demande un fort impôt sur les bières étrangères. — Nous ne sommes pas des protectionnistes à outrance. — La situation peut changer de face. — Le traité de Francfort. — Toutes les bières étrangères. — *Vraiment* Alsaciens. — La bière comme le blé. — Ce ne serait plus 20 pour 100; ce serait 100 pour 100. — Clef sous la porte. — Une révélation. — Les cafetiers français abominablement volés. — Les droits de douane. — La bière allemande ne paie rien. — Remise des droits intérieurs. — Volerie effrontée. — Meilleur marché. — La risée des brasseurs allemands.

Le Conseil municipal de Berlin vient, dans une de ses dernières séances, de voter une résolution demandant que le gouvernement frappe d'un fort impôt les bières de provenance étrangère.

Il y a là, ce nous semble, une indication sur

laquelle il n'est peut-être pas mauvais de s'arrêter un instant.

Certes, nous ne sommes pas de ceux qui réclament, à tort et à travers, des augmentations de droits sur les produits étrangers ; nous pensons, au contraire, que les relations commerciales entre les différentes nations doivent être de plus en plus facilitées, et l'on voudra bien remarquer que, dans la campagne menée par nous, depuis huit mois, contre les bières allemandes, jamais nous n'avons demandé l'élévation des droits d'entrée qui les frappent.

C'est uniquement au consommateur que nous avons fait appel, et, du reste, ce qui prouve que nous étions bien inspirés, c'est que cet appel a donné les plus heureux résultats.

Mais, par le seul fait de l'intervention du conseil municipal de Berlin, la situation pourrait bien changer de face, et il est clair que si le gouvernement allemand donnait satisfaction au vœu ainsi exprimé, nous ne pourrions plus, de notre côté, éprouver la moindre hésitation à demander l'élévation, même dans des proportions prohibitives, des droits d'entrée sur les bières étrangères.

Nous disons étrangères, et non pas seulement allemandes, car le néfaste traité de Francfort, qui assure à l'Allemagne le traitement de la nation la plus favorisée, ne nous permet pas de ne frapper que les bières allemandes.

Nous devrions donc faire supporter aux bières étrangères le poids de la mesure; mais, d'abord, les quantités de ces bières qui entrent en France sont tellement inférieures à celles qui viennent d'Allemagne qu'on peut passer outre, et, ensuite, il ne manquerait pas de moyens, d'un caractère particulier et que nous n'avons même pas besoin d'indiquer, pour que, par exemple, les brasseurs alsaciens, *vraiment* alsaciens, — qui n'ont jamais été, qui ne seront jamais pour nous des étrangers, — n'aient pas à souffrir de ce changement de régime.

Rien donc, si l'Allemagne relevait ses droits d'entrée sur la bière, ne pourrait nous empêcher de le faire à notre tour, et de même que nous venons d'augmenter les droits sur les blés, nous pourrions relever ceux de la bière : nos brasseurs n'y perdraient rien, et les empoisonneurs allemands y perdraient tout. Ce n'est plus, en effet, de 20 pour 100 que baisserait l'exportation de la bière allemande en France; ce serait de 100 pour 100, et les brasseries munichoises, badoises, wurtembergeoises et autres qui infestent Paris se fermeraient avec ensemble.

Et à ce propos, puisque nous venons, par suite du vœu du conseil municipal de Berlin, d'aborder la question des droits d'entrée, il faut que nous apprenions une fois pour toutes aux cafetiers français, et particulièrement aux cafetiers parisiens, qu'ils sont, grâce à ces droits, abominablement volés par les brasseurs allemands.

Si, en effet, le cafetier parisien consent à payer la bière allemande beaucoup plus cher que la bière française, c'est parce qu'il tient compte des droits de douane que la première est censée payer, et dont la seconde est naturellement exempte.

Or, en réalité, la bière allemande ne paie rien du tout.

Afin de donner à ses brasseurs le moyen de lutter victorieusement, chez nous, contre les nôtres, le gouvernement allemand leur fait remise, pour toute bière destinée à l'exportation, des droits intérieurs de fabrication ; de telle sorte que c'est le Trésor allemand qui paie, en leur lieu et place, ces droits d'entrée, qu'ils n'en invoquent pas moins auprès des débitants français pour faire payer plus cher leur odieuse marchandise.

C'est là une volerie que, j'en suis sûr, ne soupçonnaient guère les cafetiers parisiens, mais que je me fais un devoir — et un plaisir — de leur signaler, certain qu'ils éprouveront quelque dépit à apprendre qu'ils ont été jusqu'ici indignement joués par les hacheurs de paille.

La vérité commerciale est que, grâce aux faveurs dont sa fabrication jouit en Allemagne, la bière allemande pourrait et devrait être vendue en France *meilleur marché* que la bière française.

Or, c'est le contraire qui a lieu, et il continuera naturellement à en être ainsi tant que nos cafetiers et brasseurs-débitants consentiront à rester les jouets et la risée des brasseurs allemands.

29 janvier 1887.

LI

La princesse Thyra de Danemark. — Une victime de l'acide
   salicylique. — Folle! — Un médecin ignorant. — Les
   brasseurs allemands nous traitent ainsi. — De gaieté de
   cœur !

La princesse Thyra de Danemark, duchesse
de Cumberland, fille du roi Christian IX, sœur
de l'impératrice de Russie, du roi de Grèce et
de la future reine d'Angleterre, épouse du fils
du roi de Hanovre, vient d'être enfermée,
comme folle, à l'asile privé du professeur
Leidesdorf, à Ober-Dobling, près Vienne.

Or, d'après le savant professeur qui va lui
donner ses soins, la duchesse de Cumberland
n'a perdu la raison que par suite de l'usage
prolongé du *salicylate*.

Elle employait ce remède contre un rhumatisme articulaire ; malheureusement pour elle, son médecin était de ceux qui ne se tiennent pas au courant des progrès continus de la science, et, soit qu'il ignorât l'arrêt rendu, au mois de janvier dernier, par notre Académie de médecine, soit qu'il méconnût l'autorité des savants français, il traitait sa malade exactement comme il y a dix ans, alors que le salicylate de soude était tout à coup devenu l'objet d'un engouement qui fit, hélas ! tant de victimes.

Il est inutile de répéter pour la centième fois que c'est précisément avec l'acide salicylique et le salicylate de soude que les brasseurs allemands empoisonnent la bière qu'ils envoient aux Français, et que, par conséquent, en s'obstinant à consommer cette odieuse mixture, nos compatriotes s'exposent de gaieté de cœur à toutes sortes d'accidents redoutables, au nombre desquels on peut, comme on voit, placer la folie, qui vient de frapper l'infortunée duchesse de Cumberland.

30 mars 1887.

LII

Au Parquet. — Quatre-vingts dossiers. — Poussière rassurante. — Impuissance prétendue. — Les jurisconsultes.
— Le délit existe au point de vue français. — A chacun
sa tâche. — La science a parlé. — L'attitude du gouvernement. — Les fêtes de l'Hôtel-de-Ville. — Le Conseil
municipal de Paris et la bière française.

C'est au Parquet que nous nous adressons
aujourd'hui.

Depuis le mois d'août dernier, le Laboratoire
municipal a eu à constater, sur un nombre
considérable d'échantillons de bière prélevés
à l'arrivée en gare de la Villette, la falsification par l'acide salicylique. Malgré l'inertie,
malgré la mauvaise volonté qu'il trouvait devant
lui, le chef du Laboratoire a fait son devoir.
Chacun des procès-verbaux d'analyse a été ré-

gulièrement transmis au Parquet, et nous savons que le juge d'instruction qui a été chargé de suivre l'affaire a actuellement dans son cabinet plus de quatre-vingts dossiers, sur lesquels s'accumule une poussière rassurante pour ceux qu'ils concernent.

Qu'attend-on pour donner à ces procès-verbaux la suite qu'ils comportent, c'est-à-dire pour traduire devant le tribunal correctionnel les empoisonneurs contre lesquels ils ont été dressés?

Le Parquet nous objectera-t-il une fois de plus qu'il est désarmé contre les brasseurs allemands, et que, d'ailleurs, il n'est pas sûr de la décision du tribunal?

Nous lui répondrions que la question de sa prétendue impuissance est jugée depuis longtemps; il y a longtemps, en effet, que les jurisconsultes les plus éminents, parmi lesquels M. Jules Léveillé, le savant professeur de la Faculté de droit de Paris, ont déclaré que « la responsabilité des brasseurs étrangers n'est pas douteuse », et que « l'expédition par des étrangers de denrées insalubres tombe et doit tomber sous le coup de la loi pénale ».

Dans une consultation que nous avons repro-
duite le 23 septembre 1886, M. Jules Léveillé
disait :

« Les fabricants étrangers ont opéré l'expédition des fûts contaminés ; ils les ont livrés, et
livrés en France, soit à des destinataires définitifs qui les avaient achetés, soit à des consignataires chargés de les exposer en vente.
*Dans les deux cas, le délit existe au point de
vue français, il s'accomplit en France ; nos tribunaux français sont dès lors compétents.* »

Et le savant professeur ajoutait :

« Dès que les fabricants exotiques de bières
malsaines sauront qu'en France, grâce à la
vigilance des tribunaux, grâce à la fermeté des
administrations, ils courent des risques positifs : *condamnations personnelles, confiscation
des envois, refus d'action en justice contre les
destinataires*, ils renonceront à une industrie
qui, jusqu'à présent, a été dangereuse pour
nous, et qui, désormais, deviendrait dangereuse pour eux. »

M. le procureur de la République ne récu-
sera pas l'autorité de M. Léveillé, et nous
espérons bien en avoir fini avec cette piteuse

17

rengaine que « le Parquet est désarmé ».

Quant à l'objection qu'il n'est pas sûr du résultat des poursuites, nous répliquerons que cette considération ne doit pas l'arrêter. A chacun sa tâche : que le Parquet fasse son devoir; le tribunal fera le sien.

Et, d'ailleurs, est-ce que la situation est la même que l'an dernier? Est-ce qu'il reste la moindre incertitude sur la toxicité de l'acide salicylique? Est-ce que des juges prévenus pourraient encore invoquer les prétendues contradictions des savants?

Du jour où l'Académie de médecine, officiellement consultée, a solennellement condamné le salicylage, la conscience des juges a été mise à l'abri de toute inquiétude.

La science a parlé : il ne peut plus y avoir d'hésitation, et c'est même offenser gravement la magistrature que de la soupçonner capable de manquer à sa mission.

L'inaction du Parquet n'a donc aucune excuse, et elle devient de plus en plus inexplicable.

Nous savons bien qu'elle est, dans une certaine mesure, encouragée par l'attitude du gouvernement et spécialement par celle du ministre du commerce, qui, après avoir saisi l'Académie de médecine, fait exactement comme s'il n'avait pas été répondu à sa question. Mais, comme il faudra bien qu'un jour ou l'autre, et plus tôt que plus tard, M. Lockroy suive l'exemple que lui ont donné ses prédécesseurs, et signe l'arrêté qu'impose la décision de l'Académie de médecine, le Parquet n'aura pas toujours, pour justifier la sienne, l'inertie du gouvernement.

C'est pourquoi mieux vaudrait agir dès aujourd'hui ; ce serait, dans tous les cas, infiniment plus sage, plus loyal et plus patriotique.

Le Conseil municipal de Paris ne fait pas, lui, comme le Parquet et le ministère. Dans la limite de ses moyens d'action, il combat ouvertement le poison allemand.

Sa commission a, on le sait, formellement et hautement approuvé les actes du Laboratoire municipal, et lui-même vient de faire à certain toast du prince Guillaume de Prusse une réponse dont on ne saurait trop le féliciter.

« — Je ne bois que du vin allemand ! » a dit l'autre jour le jeune prince, dans un banquet d'étudiants.

« — Je n'offre à mes invités que de la bière française ! » a répondu le Conseil municipal de Paris, et, en effet, c'est une bière française la « Lorraine », qui a coulé à flots pendant les deux magnifiques fêtes offertes dans les admirables salons de l'Hôtel-de-Ville, à la population parisienne.

Des brasseurs allemands avaient eu l'effronterie de présenter leur odieuse marchandise, mais le Conseil municipal n'a pas voulu entendre leurs propositions, et n'a admis que la bière de Xertigny (Vosges).

Le gouvernement ferait bien de méditer le fait.

7 avril 1887.

LIII

Henri Rochefort propose un serment à tous les patriotes. — S'ils mettent les Français dedans, mettons les Prussiens dehors. — Déclarons traîtres à la patrie... — Procédé efficace. — A l'index! — Moment favorable. — Une exécution à la gare du Nord. — 201 fûts de bière allemande salicylée à l'égout. — L'été revient et avec lui le salicy lage. —La santé des Parisiens plus que jamais menacée. — L'attitude du Parquet. — Tout le monde va faire désormais son devoir.

Henri Rochefort, qui a déjà consacré aux Allemands toute une série d'articles écrits avec sa verve si mordante, disait, l'autre jour, dans *l'Intransigeant* :

« Faisons, sans déclaration de guerre et sans proclamation belliqueuse, le serment de ne nous adresser ni à un cordonnier, ni à un tailleur, ni à un *limonadier*, ni même à un banquier allemand. Il n'y aura pas de meilleure réponse aux outrages dont l'Allemand Bismarck nous abreuve. Cet homme a une façon de donner l'hospitalité aux nôtres qui nous autorise à des représailles, en somme extrêmement modestes, puisque, s'il met dedans les Français qui lui tombent sous la main, nous nous contenterons de mettre les Prussiens dehors.

« On objectera peut-être qu'il lui serait loisible de nous rendre la pareille dans son pays et de faire mettre à l'index tous les Français établis à Berlin ou à Leipzig. Nous ferons observer que ceux qu'on y emploie, ce n'est pas par sympathie, mais par nécessité qu'on les garde, et que, l'intérêt ayant en Allemagne le pas sur toute autre considération, on n'en continuera pas moins à y exploiter leurs talents.

« Bismarck a trouvé ingénieux d'accuser tous les Français de haute trahison envers l'Allemagne. A notre tour, nous déclarerons traîtres à la patrie tous les Français qui prendront à leur service des Allemands. »

On ne saurait mieux dire, et, pour notre part, nous applaudissons des deux mains au patriotique langage de Rochefort.

Le procédé qu'il préconise est, de tous points, excellent ; c'est certainement le plus efficace, et il constitue, sans conteste, la meilleure manière de combattre les Allemands.

A l'index tous les commerçants d'Allemagne qui sont venus, effrontément, s'établir chez nous ; à l'index également — nous allions dire surtout — les commerçants français qui, sans vergogne, font eux-mêmes, associés avec les fabricants d'outre-Rhin, une guerre honteuse à nos industries nationales !

Dans l'extrait que nous venons de faire de l'article d'Henri Rochefort, celui-ci vise, entre autres, les limonadiers, et cela vient si opportunément à l'appui de notre campagne contre la bière allemande que nous ne pouvons nous retenir d'y insister.

Quel moment plus favorable que celui-ci, en effet, pour faire comprendre au public français que son patriotisme, à défaut du souci de sa santé, devrait l'écarter de tous les établissements où l'on débite le poison allemand !

Ce mot de poison revient continuellement sous notre plume ; mais on se tromperait gravement si l'on y voyait la plus faible exagération. De plus en plus, en effet, les brasseurs allemands justifient la sévérité de l'épithète que nous accolons à leur odieuse marchandise, et si nos lecteurs en veulent une nouvelle preuve, nous leur apprendrons que, le 18 de ce mois, à la gare du Nord, 201 fûts de bière allemande, qui avaient été arrêtés par le service du Laboratoire municipal, ont dû être versés dans l'égout.

La raison de cette exécution est, il est à peine besoin de le dire, que cette bière était salicylée, et que, comme toute celle qui nous est expédiée d'Allemagne, son absorption eût présenté les plus graves dangers.

Deux cent un fûts d'un seul coup !

Les brasseurs allemands proclamaient, dans ces derniers temps, qu'ils avaient renoncé à l'usage de l'acide salicylique, et, en effet, pendant les derniers mois d'hiver, les analyses accusaient une diminution considérable dans la pratique du salicylage ; mais, voici l'été qui revient, et la bière de Munich ou d'ailleurs, à laquelle le froid permettait d'affronter les risques d'un long voyage, pouvait, dans une certaine mesure, se passer de l'antifermentescible habituel.

Avec les chaleurs qui commencent, il n'en est plus de même, et cette bière, qui, si elle était loyalement fabriquée, comme les bières de France et d'Alsace, n'aurait pas besoin d'être additionnée d'acide salicylique, c'est-à-dire de poison, est maintenant obligée de l'appeler à son secours.

Que les Parisiens se tiennent donc pour avertis : leur santé est plus que jamais menacée par la bière allemande.

Encore un mot. L'exécution qui vient d'être faite à la gare du Nord semble démontrer que le Parquet a enfin compris que le moment était passé de tergiverser. L'an dernier, il prétendait qu'il était désarmé contre les marchandises allemandes falsifiées ; mais, après les affirmations contraires des plus éminents jurisconsultes, affirmations auxquelles est venu s'ajouter l'arrêt de l'Académie de médecine, il ne pouvait plus hésiter.

Nous le félicitons d'avoir prouvé qu'il était résolu désormais à faire, comme tout le monde, son devoir.

30 avril 1887.

CONCLUSION

——

Un mot suffit pour conclure.

Que chacun fasse son devoir, comme la presse, comme le Laboratoire municipal, comme l'Académie de médecine, comme un certain nombre de cafetiers et beaucoup de consommateurs l'ont déjà fait.

Si la presse continue énergiquement la lutte à laquelle nous avons eu l'honneur de la convier;

Si le Laboratoire municipal ne cesse d'avoir l'œil ouvert sur les agissements des empoisonneurs d'outre-Rhin;

Si le Parquet renonce enfin à son inexplicable inaction, et si les tribunaux, s'inspirant de l'arrêt solennellement rendu par l'Académie de médecine, appliquent sans faiblesse la loi sur les falsifications;

Si le ministre du commerce prend l'arrêté que l'opinion réclame si inutilement depuis quatre mois et qui doit être la sanction légale de l'interdiction prononcée par la plus haute autorité scientifique du monde entier.

Nous en aurons bientôt fini avec le poison allemand.

Mais les efforts de la presse, la vigilance du Laboratoire, la sévérité des tribunanx et les arrêtés ministériels manqueraient leur but si le public n'y mettait, lui aussi, un peu de bonne volonté. Si, en effet, il ne décide pas, une fois pour toutes, qu'il ne mettra plus le pied dans les établissements où se débite la bière allemande, et s'il reste, en majorité, indifférent aux dangers que court sa santé, les brasseurs bavarois continueront tranquillement et fructueusement à l'intoxiquer.

C'est donc à lui de voir s'il ne serait pas temps de renoncer à un préjugé dont le double résultat peut se traduire ainsi :

LE FRANÇAIS EMPOISONNÉ PAR L'ALLEMAND;
L'ALLEMAND ENRICHI PAR LE FRANÇAIS!

28 mai 1887.

FIN

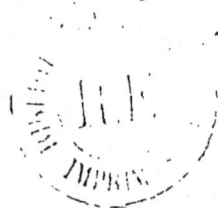

TABLE DES MATIÈRES

LE POISON ALLEMAND

Le phylloxera et la bière. — La chimie moderne.
— La bière entrée dans la grande consommation.
— La bière d'Alsace abandonnée pour la bière allemande. — Le préjugé. — La question soulevée. —
Saisies à la gare de la Villette. — Le Laboratoire.
— Premières attaques. — Les salicyleurs et les fabricants d'acide salicylique. — La campagne se géné-
ralise. — Médecins et chimistes. — La guerre à
coups de billets de banque. — L'Institut allemand
de chimie appliquée. — Cynisme teuton. — Premiers résultats. — Le public se convertit. — Le
salicylage ostensiblement abandonné. — L'arrêt de
l'Académie de médecine. — L'exportation allemande
baisse de 20 0/0. — Inaction du Parquet et du gouvernement. — Appel au ministre du commerce. —

BIÈRES ALLEMANDES ET BIÈRES FRANÇAISES

I

Une réputation qui s'en va. — 84 brasseurs allemands condamnés pour falsification. — Les bières

18

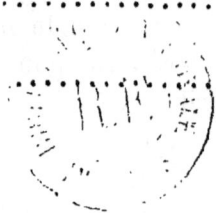

IMPRIMERIE ÉMILE COLIN, A SAINT-GERMAIN

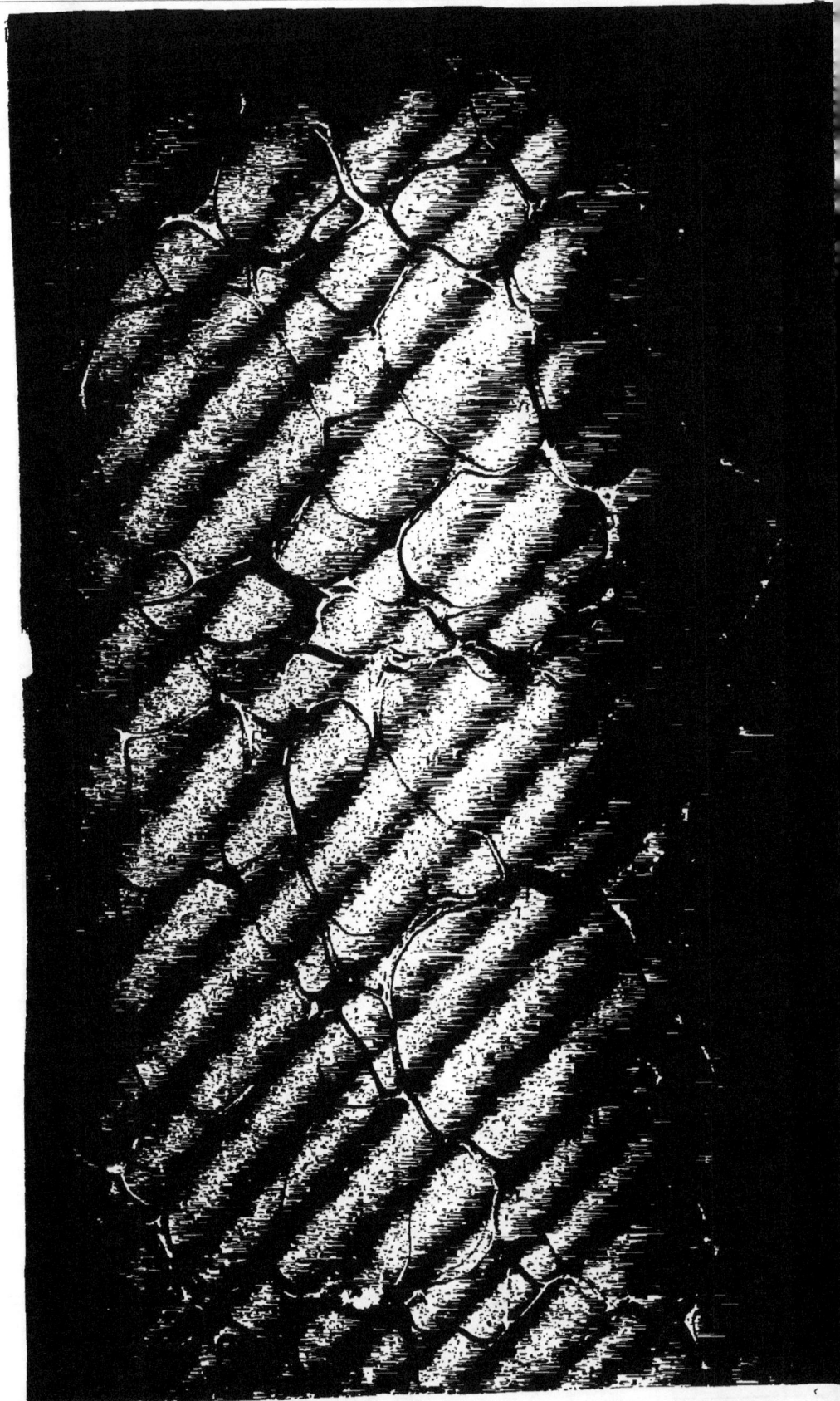

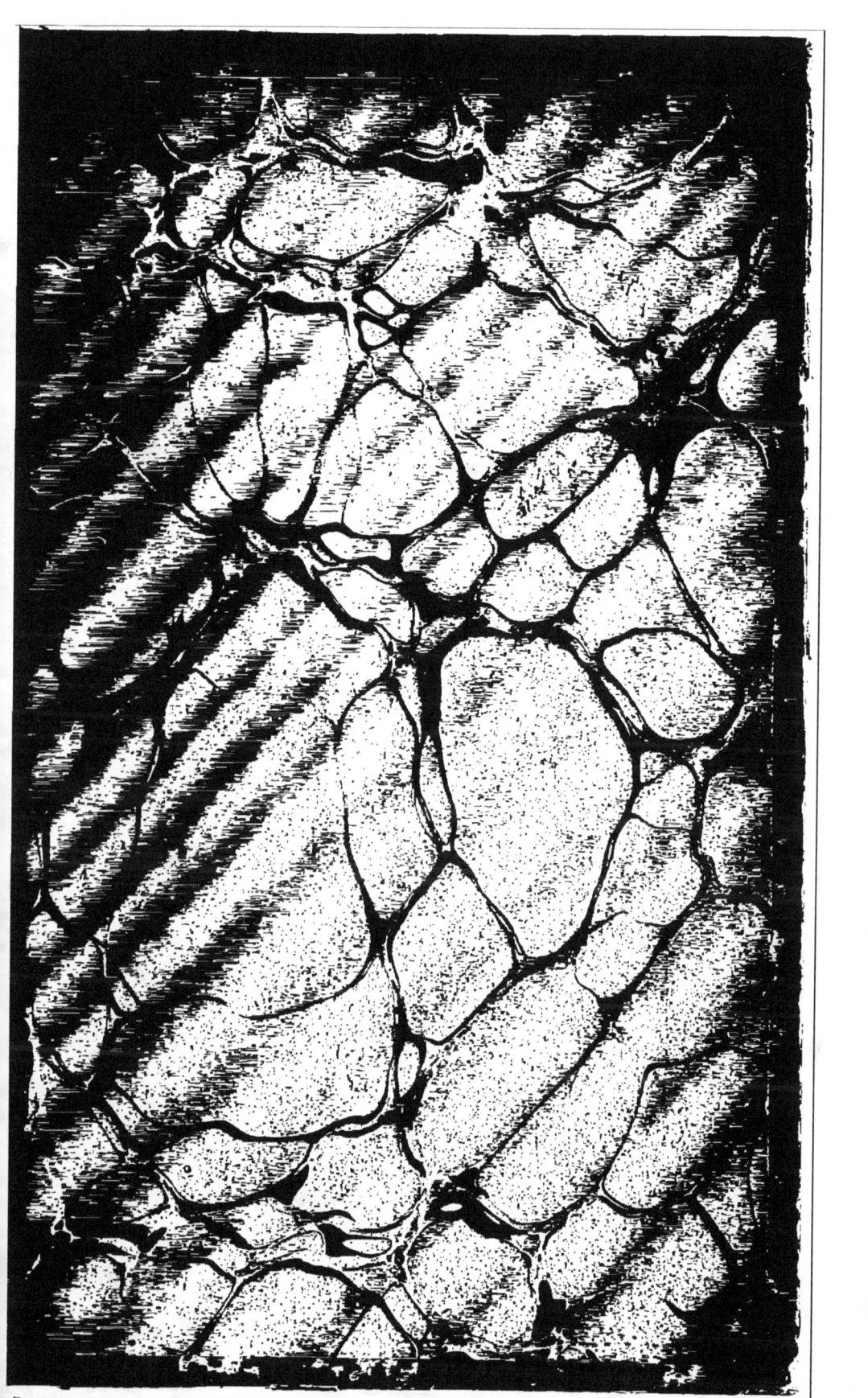